中国居民营养与健康状况监测 2010—2013 年综合报告

中国居民营养与健康状况监测 2010—2013 年综合报告

主　　编　常继乐　王　宇
副 主 编　梁晓峰　吴良有　丁钢强

北京大学医学出版社

ZHONGGUO JUMIN YINGYANG YU JIANKANG ZHUANGKUANG JIANCE 2010—2013 NIAN ZONGHE BAOGAO

图书在版编目（CIP）数据

中国居民营养与健康状况监测 2010—2013 年综合报告/常继乐，王宇主编. —北京：北京大学医学出版社，2016.9

ISBN 978-7-5659-1460-7

Ⅰ. ①中… Ⅱ. ①常…②王… Ⅲ. ①居民—合理营养—调查报告—中国—2010—2013②居民—人体测量—调查报告—中国—2010—2013 Ⅳ. ①R151.4②R194.3

中国版本图书馆 CIP 数据核字（2016）第 213752 号

中国居民营养与健康状况监测 2010—2013 年综合报告

主　编：常继乐　王　宇
出版发行：北京大学医学出版社
地　　址：(100191) 北京市海淀区学院路 38 号　北京大学医学部院内
电　　话：发行部 010-82802230；图书邮购 010-82802495
网　　址：http://www.pumpress.com.cn
E - mail：booksale@bjmu.edu.cn
印　　刷：中煤（北京）印务有限公司
经　　销：新华书店
责任编辑：董采萱　　责任校对：金彤文　　责任印制：李　啸
开　　本：787mm×1092mm　1/16　印张：12.5　字数：288 千字
版　　次：2016 年 9 月第 1 版　2016 年 9 月第 1 次印刷
书　　号：ISBN 978-7-5659-1460-7
定　　价：105.00 元

编委会

主　　编　　常继乐　王　宇
副 主 编　　梁晓峰　吴良有　丁钢强
编写人员　（以姓氏笔画为序）

丁钢强	于文涛	于冬梅	马冠生	王　宇
王　寻	王　杰	王　睿	王志宏	王丽娟
王京钟	王春荣	王惠君	毛德倩	田　园
付　萍	司　向	朴建华	刘开泰	刘爱玲
许晓丽	孙　静	苏　畅	杜文雯	李　敏
李　婕	李卫东	李文仙	李丽祥	杨丽琛
杨艳华	杨振宇	杨晓光	吴　静	吴良有
何　丽	何宇纳	宋　爽	宋鹏坤	张　伋
张　宇	张　坚	张　兵	张　倩	张继国
陈　竞	房红芸	房玥晖	孟丽萍	赵　彤
赵文华	赵丽云	胡小琪	胡贻椿	荫士安
段一凡	俞　丹	贾凤梅	贾珊珊	徐海泉
郭齐雅	郭海军	黄　健	常继乐	梁晓峰
赖建强	满青青	翟　屹	霍军生	

特别感谢！葛可佑、陈孝曙两位营养学专家给予本报告的大力支持！

序

　　营养是人类维持生命、生长发育和健康的重要物质基础，也是人类体能与智能发展的必要条件，是国民经济发展的重要保障。国民营养与健康状况监测工作是反映一个国家或地区经济与社会发展、卫生保健水平和人口素质的重要指标，也是公共卫生及疾病预防控制工作不可缺少的基础信息。定期开展人群营养监测是收集、分析国民营养与健康状况的重要手段。做好营养监测工作对进一步保障我国公众营养，实现中国人民的健康梦具有重要意义。

　　营养监测是长期、持续、动态地收集人群食物消费、营养素摄入及相关营养状况资料，了解和掌握社会发展的不同时期人们的食物消费及营养素摄入状况及其发展趋势，科学指导食品生产、国民健康与消费的协调发展，为全民营养健康状况改善、食品生产及慢性病防控策略的制定提供技术支持。我国于 1959 年、1982 年、1992 年和 2002 年分别开展了四次有全国代表性的居民营养调查或监测，历年的调查结果对于了解我国城乡居民膳食结构、营养水平、相关慢性疾病的流行病学特点及变化规律，评价城乡居民营养与健康水平发挥了积极的作用，也为政府制定营养健康改善措施、疾病防治措施以及公共卫生政策等提供了重要的参考依据。

　　2010—2013 年中国居民营养与健康状况监测是国家卫生计生委疾病预防控制局领导、中国疾病预防控制中心营养与健康所组织实施的重大医改项目。总体方案是在全国 31 个省（自治区、直辖市）中，2010 年开展 34 个大城市点和 16 个中小城市点、2011 年开展 25 个中小城市点和 30 个贫困农村点、2012 年开展 45 个普通农村点的 6 岁及以上居民营养与健康状况监测，2013 年开展 55 个监测点的 0～5 岁儿童及乳母的营养与健康监测，最后形成一个覆盖 31 个省（直辖市、自治区）205 个监测点（150 个 6 岁及以上人群监测点，55 个 0～5 岁儿童和乳母监测点）约 25 万全人群的、具有全国代表性的膳食营养与健康数据库。

　　本次调查撰写的综合报告主要对这轮监测所获得的食物与营养素摄入、体格与营养状况、行为和生活方式及血脂和血压等营养相关性指标的现况及变化进行了描述性分析。这些结果将为政府及相关部门制定相关营养与健康策略提供重要数据。

　　2014 年世界卫生组织（WHO）和联合国粮食及农业组织（FAO）召开的第二届世界营养大会（ICN）提出了《营养问题罗马宣言》，对世界各国面临的营养问题进行了分析，我国的营养工作也面临着同样的挑战。一是贫困地区人群营养缺乏形势依旧严峻，儿童低体重、生长迟缓、贫血等问题突出，微量营养素（铁、锌、钙、维生素 A 等）缺乏的"隐性饥饿"问题在人群中普遍存在。二是城乡居民超重、肥胖等新的营养不良问题凸显，糖尿病、高血压等营养相关性慢性病呈现"井喷"态势。三是营养立法、工作制度的建立仍处于起步建设阶段，营养标准体系尚不完善，营养科普工作不够接地气、针对性不强。四是我国正处于从保障食物供应和食品安全转向保障国民营养健康的进程中，国民对营养健康的需求越来越高，但静态的生活和工作方式、人口老龄化等问题给营养工作带来了新课题。通过定期的营养监测工作，进一步了解和掌握我国各类人群的营养问题，并对发现的营养问题采取有针对性的干预活动，这对提高我国城乡居民的健康水平，降低由营养性疾病造成的过高的医疗负担具有不可估量的作用。

党中央、国务院始终把人民群众的营养与健康摆在十分重要的位置。习近平总书记强调，没有全民健康，就没有全面小康。国家"十三五"规划纲要要求"推进健康中国建设"。为了改善国民营养状况，我国政府先后颁布了中国营养改善行动计划，制定、实施了消除碘缺乏病策略，发布了中国食物与营养发展纲要，启动了农村义务教育学生营养改善计划，部署了贫困地区儿童营养改善项目等，这些举措必将在促进国民营养健康中发挥至关重要的作用。营养监测将进一步评估这些措施实施的效果，及时反映我国居民营养与健康状况的变迁，也将进一步提高我国居民的健康水平。

本轮监测得到了各省（自治区、直辖市）相关部门的大力支持。全国 31 个省级项目工作组及 205 个监测点的 5000 余名调查队员直接参与本轮监测工作。全国有 25 万余名监测对象积极配合调查。财政部通过转移支付的方式从经费上支持了监测点的所有现场工作。对此表示由衷的感谢！

编　者

2016 年 7 月

目　录

第一部分　绪　论

一、调查背景

　　营养调查或营养监测是全面了解人群膳食结构和营养健康状况的重要手段。世界上许多国家，尤其是发达国家，均定期开展国民营养与健康状况调查（监测），及时颁布国民健康状况年度报告，并据此制定和评价相应的社会发展政策，有针对性地落实国民营养和健康状况改善计划，促进了社会经济的协调发展。

　　我国于 1959 年、1982 年、1992 年分别开展了有全国代表性的居民营养调查，2002年在历年调查的基础上，将营养、高血压、糖尿病等专项调查进行了有机整合，并结合社会经济发展状况相关指标，首次开展了营养与健康相结合的综合性调查。其调查结果对于了解我国城乡居民膳食结构、营养水平、相关慢性疾病的流行病学特点及变化规律，评价城乡居民营养与健康水平发挥了积极的作用，也为政府制定营养健康改善措施、疾病防治措施以及公共卫生政策等提供了重要参考依据。

　　近十年来，我国社会经济得到了快速发展，由于居民的营养和健康状况正处于快速变迁时期，每隔 10 年开展一次全国营养调查所提供的信息难以及时反映居民的营养与健康问题，更难以据此及时采取有效的措施扼制慢性疾病大幅上升的势头。有关专家对营养与健康调查内容及方法进行了多方面的系统论证，一致认为应该缩短调查的时间间隔，以便更好地反映在膳食模式变迁与疾病谱改变的关键时期，我国居民营养与健康状况和变迁。2010 年，卫计委疾病预防控制局决定将 10 年开展一次的中国居民营养与健康状况调查改为常规性的营养监测，2010—2013 年组织开展了中国居民营养与健康监测工作，分阶段完成了覆盖 31 个省（直辖市、自治区）205 个监测点、具有全国代表性的全人群的营养与健康状况监测。2010—2012 年对全国 150 个监测点分大城市、中小城市、普通农村和贫困农村四层的 6 岁及以上居民开展了营养与健康监测，2013 年对全国 55 个监测点的 0～5 岁儿童和乳母进行了专项监测。最后形成了包含约 25 万样本人群、具有全国代表性的膳食营养与健康数据库。

　　本报告依据 2010—2013 年完成的 31 个省（直辖市、自治区）共 150 个 6 岁及以上居民监测点和 55 个 0～5 岁儿童与乳母监测点收集的全人群有关食物与营养素摄入、体质与营养状况、行为和生活方式及营养性疾病状况的监测数据分析的结果。为方便表达，以下把 2010—2012 年简述为 2012 年。

二、调查目的

通过对 31 个省（自治区、直辖市）中 150 个 6 岁及以上居民监测点和 55 个 0～5 岁儿童与乳母监测点开展覆盖全人群的营养与健康状况监测工作，了解我国居民食物与营养素摄入量、膳食结构、体格发育状况及营养性疾病的流行状况，分析和发现存在的营养健康问题及相关危险因素，建立我国居民营养与健康状况信息数据库，为国家制定改善我国居民营养与健康状况的相关政策提供基础信息。

1. 掌握我国城乡及不同地区居民膳食营养与体格发育状况。
2. 掌握我国城乡居民肥胖及高血压、糖尿病、血脂异常等营养相关疾病的状况。
3. 了解我国城乡儿童青少年营养与健康状况。
4. 了解我国妇女特别是孕妇、乳母营养与健康状况。
5. 了解我国老年人营养与健康状况。
6. 了解我国城乡居民饮食行为、生活方式等因素对营养相关性疾病的影响。

三、调查方法与内容

（一）调查对象

2010—2012 年调查对象是全国 31 个省（自治区、直辖市，不含香港、澳门特别行政区及台湾省）的 150 个监测点（34 个大城市、41 个中小城市、45 个普通农村和 30 个贫困农村）中抽取样本住户的常住人口，包括居住并生活在一起（时间在半年以上）的家庭成员和非家庭成员（如亲戚、保姆等其他人），如果单身居住，也作为一个住户调查。每个监测点共调查 6 岁及以上居民 1000 人。为保证 6～17 岁儿童青少年和孕妇的基本调查人数，每个点要求至少调查 6～17 岁儿童青少年 240 人，孕妇 30 人。入户调查中若调查人数不足需要适当补充。

2013 年调查对象是全国 30 个省（自治区、直辖市，不含西藏自治区、香港、澳门特别行政区及台湾省）的 55 个监测点（12 个大城市、15 个中小城市、18 个普通农村和 10 个贫困农村）中抽取样本住户的常住人口，包括居住并生活在一起（时间在半年以上）的家庭成员和非家庭成员（如亲戚、保姆等其他人）。每个监测点共调查 0～5 岁儿童 630 人，2 岁以下儿童的母亲 200 人。

（二）抽样设计

中国居民营养与健康状况监测采用分层多阶段与人口成比例的整群随机抽样的方法（PPS），通过样本估计总体。由国家统计局应用 2009 年人口普查数据，在我国城市和农村抽样框中，直接完成了样本县（市、区）和村（居）委会的抽样工作。再由县（区）级疾病预防控制中心（CDC）项目工作组按照国家项目组制定的统一抽样原则完成样本户的抽样。抽取的样本具有全国代表性，并具有大城市、中小城市、普通农村和贫困农村四层代表性。同时，以等容和等比为基本条件，2010—2012 年每个监测点抽取 6 个居（村）委会的 450 户约 1000 人作为监测点的最小样本量进行调查，2013 年每个监测点抽取 6 个居（村）委会的 630 名 0～5 岁儿童和 200 名 0～2 岁儿童的母亲作为儿童和乳母专项调查的最小样本量进行调查。

1. 县（区）级行政单位分层及抽样框建立方法

中国居民营养与健康状况监测将全国所有县（区）级行政单位（包括县、县级市、区）分为 4 层：大城市、中小城市、普通农村、贫困农村。各层的定义如下：

大城市：直辖市、计划单列市、城区人口 100 万以上的省会城市共计 32 个大城市的中心城区。本层含 146 个区。

中小城市：上述大城市中心城区之外的所有区、地级市城区和县级市。本层共 1079 个区或县级市。

贫困农村：国家确定的扶贫开发重点县。本层在《2001—2010 年国家农村扶贫开发纲要》中确定的 592 个县中去掉县级市或区，共 559 个贫困农村。

普通农村：贫困农村以外的县，共 1074 个县。

各层抽样单位在各省的分布见附录 3。分层后，按国家标准地址码排队建立县（区）级行政单位抽样框。

2. 样本量确定

最小样本量计算公式为：

$$n = \text{deff}\left(\frac{\mu_a{}^2 \times \pi\ (1-\pi)}{\delta^2}\right)，\text{其中允许误差：}\delta = p \cdot \pi$$

（1）6 岁及以上居民监测所需最小样本量

以糖尿病患病率为确定样本大小的计算标识，满足以下四个条件：

1）根据 2002 年全国居民健康与营养调查的结果：18 岁及以上人口糖尿病患病率为 2.6%，本次取 3.0% 作为总体人群糖尿病患病率。

2）相对误差控制在 15% 以内，取 $\delta = 0.45\%$，以保证精确度。

3）取 95% 置信限，$\mu_a = 1.96$，以保证准确度。

4）分地区类型（4 个水平）和性别（2 个水平）两个分层分析因素，共 8 层。

5）设计效率 deff 值取 2.5。

每层需要样本量：$n = \text{deff}\left(\dfrac{\mu_a{}^2 \times \pi\ (1-\pi)}{\delta^2}\right) = 2.5 \times \left[\dfrac{1.96^2 \times 0.03 \times (1-0.03)}{0.0045^2}\right] = 13\,801$

18 岁及以上人口调查样本量为：$13\,801 \times 8 = 110\,408$。

根据 2008 年人口变动情况抽样调查数据推算（《2009 年中国人口和就业统计年鉴》），18 岁及以上人口占 78%，失访率按 10% 计，则本次调查最小样本量为：$110\,408 \div 0.78 \div 0.90 = 157\,276$，约 16 万。

（2）0～5 岁儿童及乳母监测所需最小样本量

在中国 30 个省（自治区、直辖市）的 55 个监测点中，各抽取 0～5 岁儿童 630 名，其中 0～5 月龄、6～11 月龄、12～23 月龄、24～35 月龄、36～47 月龄、48～59 月龄和 60～71 月龄每个月龄组分别为 90 名，男女各半。每个调查点监测 2 岁以下儿童的母亲 200 名。

全国合计监测 0～5 岁儿童 34 650 名，2 岁以下儿童的母亲 11 000 名。

（3）样本量分配

2010—2012 年全国 6 岁及以上居民的监测共确定 150 个监测点，按照 4 类地区人口比例分配，大城市 34 个，中小城市 41 个，普通农村 45 个，贫困农村 30 个。根据城市每户平均 2.5 人，农村每户平均 2.6 人，每个样本点拟调查户数平均为 450 户。估计调查样本量为 172 125 人，满足最小样本量的要求。

2013 年全国按照代表性原则设计为 55 个监测点（市/区/县），每个监测点的儿童样本人群设计为 34 650 人以上，2 岁以下儿童的母亲 11 000 名。全国将城乡分为 4 层，分别是大城市、中小城市、非贫困县和贫困县。监测点分配为大城市 12 个、中小城市 15 个、非贫困县 18 个和贫困县 10 个。大城市、中小城市、非贫困县和贫困县儿童样本数分别为 7560 名、9450 名、11 340 名和 6300 名，2 岁以下儿童的母亲合计样本数分别为 2400 名、3000 名、3600 名和 2000 名。

（4）监测点抽样方法

2010—2012 年调查在全国共抽取 150 个县（县级市、县级区）作为监测点。31 个省（自治区、直辖市）与全国各县（县级市、县级区）分层交叉后，共计 124 个小层，除去空缺（如东部 9 省市没有贫困县，或省会城市不足 100 万人口，因而不设中心城区层），并考虑个别省区工作条件等问题，全国共划分 106 个小层。每个省在每一小层至少保持一个监测点，再按各省各层中的人口规模分布其余监测点（各层、各省监测点个数及名单详见附录 2）。

2013 年调查在全国抽取 55 个监测点。每个监测点（市/区/县）中抽取 3 个乡（镇），每个乡（镇）抽取 3 个居（村）委会，如果抽取的 3 个居委会（村）不能满足样本量要求，则酌情增加。将每个被抽中的儿童、2 岁以下儿童的母亲确认为调查对象。

3. 居（村）委会抽选方法

每个监测点共抽取 6 个居（村）委会。大城市抽样点只抽取居委会，中小城市、普通农村抽样点抽取的 6 个居（村）委会在城镇与乡村中的分配要与每个监测点中城镇和乡村常住人口比例大致相同，贫困农村抽样点只抽取村委会。

（1）大城市、中小城市

以国家统计局"统计用区划代码和城乡划分代码库"中的村级单位信息为基础建立居（村）委会抽样框。每个监测点内，按居（村）委会的城乡属性代码分层，在每层内按地址码排队，用每个居（村）委会的常住人口累计数作为辅助指标，采用与人口成比例的方法，随机起点，等距抽取居（村）委会。

每个监测点共抽取 6 个居（村）委会。大城市抽样点只抽取居委会；中小城市城镇与乡村分别抽样，以保证抽样点抽取的 6 个居（村）委会在城镇与乡村中的分配与每个监测点城镇和乡村常住人口比例大致相同。

若抽中居（村）委会户数不足 100 户，则与邻近的下一个居（村）委会合并抽取监测户。

（2）普通农村

以国家统计局"统计用区划代码和城乡划分代码库"中的乡镇级单位信息为基础建立乡镇抽样框。每个监测点内，分别按乡镇地址码排队，用每个乡镇常住人口累计数作为辅助指标，采用与人口成比例的方法，随机起点，分别等距抽取 2 个乡和 1 个镇。按照全县居委会和村委会的人口比例，计算 6 个居（村）委会中村委会和居委会的比例（0∶6 或 1∶5 或 2∶4）。

1）如果样本点应抽取的居委会数为 0 个，村委会数为 6 个，则在所确定的 3 个乡镇中各抽取 2 个村委会，采用与人口成比例的方法抽取。

2）如果样本点应抽取的居委会数为 1 个，村委会数为 5 个，则在所确定的镇中抽取 1 个居委会，1 个村委会，另外两个乡中各抽取 2 个村委会，采用与人口成比例的方法抽取。

3）如果样本点应抽取的居委会数为 2 个，村委会数为 4 个，则在所确定的镇中抽取 2 个居委会，另外两个乡中各抽取 2 个村委会，采用与人口成比例的方法抽取。

若抽中居（村）委会户数不足 100 户，则与邻近的下一个居（村）委会合并抽取监测户。

（3）贫困农村

以国家统计局"统计用区划代码和城乡划分代码库"中的乡镇级单位信息为基础建立乡镇抽样框。每个监测点内，按乡镇地址码排队，用每个乡镇常住人口累计数作为辅助指标，采用与人口成比例的方法，随机起点，等距抽取 3 个乡镇。每个乡镇中只抽取村委会，按村委会地址码排队，用每个村委会的常住人口累计数作为辅助指标，采用与人口成比例的方法，随机起点，等距抽取 2 个村委会。

（4）监测户抽选方法

每个抽中居（村）委会中随机抽取 75 户。根据本居（村）委会住户分布的实际情况，按地理位置（楼群/村民小组）分成每 25 户为一群，将剩余户与邻近楼群或村民小组中的住户组织为一群，使所有住户都在抽样群中；按简单随机抽样原则，每居（村）委会随机抽取 3 个群组成调查样本。

在选定的 3 个群 75 户中，第 1 群的 25 户和第 2 群的前 5 户（共 30 户）作为 3 天 24 小时膳食回顾调查人群；第 2 群的 25 户作为食物频率法调查人群；第 3 群作为即食食品调查群（20 户）。

（三）调查内容及方法

调查内容包括询问调查、医学体检、实验室检测和膳食调查四个部分。现场监测工作实施前通过了中国疾病预防控制中心营养与健康所伦理委员会评审，并在抽取的被调查对象签署知情同意书后方进行监测工作。

1. 2010—2012 年调查内容及方法

（1）询问调查

询问调查包括家庭询问调查和社区基本信息收集两方面内容。

1）家庭询问调查问卷包括家庭基本情况登记表、个人健康状况问卷、身体活动调查问卷。

家庭基本情况调查内容包括家庭成员基本情况、经济收入、调查对象一般情况（年龄、民族、婚姻状况、教育、职业等）。

个人健康状况问卷内容包括主要慢性疾病的现患状况及家族史，吸烟、饮酒及孕妇营养与健康状况等。

身体活动调查问卷主要询问职业、闲暇、睡眠及活动情况。

询问调查采用问卷调查的方法，由培训合格的调查员入户开展面对面询问调查。

2）每个调查县/区完成一份社区基本信息调查表，收集内容包括本县/区所辖区内人口、经济、社会及医疗卫生保健等方面的基本信息，由调查员按照要求，通过查阅资料、走访当地统计和卫生等部门进行询问和记录。

（2）医学体检

医学体检以统一设备、统一方法为原则，使用国家项目组指定的经过计量认证认可的测量仪（身高计、杠杆称、腰围尺和汞柱式血压计），对抽样人群及补充的 6～17 岁儿童青少年测量身高、体重、腰围和血压。

1）身高：测量以厘米（cm）为单位，精确度为 0.1 cm。测量 1 次。

2）体重：测量以千克（kg）为单位，精确度为 0.1 kg。测量 1 次。

3）腰围：测量以厘米（cm）为单位，精确度为 0.1 cm。测量位置为腋中线肋弓下缘和髂嵴连线中点的水平位置。测量 2 次并分别记录结果。

4）血压：参考 2010 年版《中国高血压防治指南》推荐的方法测量血压。使用国家项目组指定的标准汞柱式血压计（刻度范围 0～300 mmHg）测量 6 岁及以上调查对象的血压，精确度为 2 mmHg，收缩压和舒张压根据 Korotkoff 音来确定。每人测量 3 次，每次测量完毕后，断开血压计与袖带连接的管道，使袖带中的气体全部放掉，等待 30 秒左右再进行下一次测量。

医学体检由经过国家级或省级技术培训合格的调查员采用标准方法集中进行。

（3）实验室检测

分为样品采集、样品处理、样品保存、样品运输和样品测定五部分。

1）样品采集：采集 6 岁及以上所有参加体检对象的 10～14 小时空腹静脉血 6 ml，分别放入 2 支真空采血管，1 管 4 ml 分离胶管，1 管 2 ml 肝素锂抗凝管。

2）样品处理：取血后 0.5～1.0 小时之间按 1500 g/min，离心 15 分钟后分离血清、血浆、白细胞层。将分离后的血清、血浆、白细胞层分别移入 8 个专用冻存管，即 1 管全血、4 管血清、1 管糖耐量测定后的血清、1 管血浆、1 管白细胞层。贴上与真空离心管一致的采血编号。血液分装的过程中保持避光。

3）样品保存：将冻存管分别放入 1～8 号冻存盒。现场分装后及时放入冷藏箱。核对编号无误后，在每盒内附记录纸一张，写明取血地点所在市、区（县）、乡（村），血样类型、起始号、终止号、缺号、冻存条件、血样号数，并注明日期，最后由负责人签字。另外，在冷冻盒面写明血样种类、起始号和终止号，放入 −70～−20℃ 冰箱保存。

4）样品运输：每个点的全部现场取血工作结束时，由专人负责将血样运送至各省中心实验室，交专人接收，做好血液样品储存运送记录表的交接工作，交接时请填写调查点血液样品交接单。于 −70℃ 保存，样品采用干冰或 1∶1 的冰排运输，以确保在运输途中不化冻。冻存盒存在省级项目实验室后集中送交国家实验室，运输条件同上。

5）样品测定：

①现场检测指标：

A. 全血血红蛋白：采用氰化高铁法，用血红蛋白专用毛细管取抗凝全血测定血红蛋白。在样品测定过程中，每个样品要求双样测定，每天测定开始时应先测定一次质控系列（包括标准液、质控品及盲样）。每测定 20～30 个样品做一套质控系列样品，包括标准液、质控品和盲样。每天测定过程至少要进行 3 次质控系列测定。及时将实验原始记录表和质控图复印件返回国家实验室。

为确保现场检测工作的准确性，调查开始前对血红蛋白测定人员进行盲样考核，考核合格后方可进行现场检测工作。进入第一个工作现场前，测定血红蛋白的质控品及盲样，向国家工作队及时反馈盲样结果，在确认合格后，方可进行现场工作。检测所用仪器均通过计量部门校准合格后方可使用。

B. 空腹血糖及糖耐量：采用葡萄糖氧化酶法。此次所有被调查的 18 岁及以上调查对象均测定空腹血糖及糖耐量（已确诊为糖尿病患者及孕妇只测定空腹血糖，不再检测糖耐量）。6～17 岁调查对象只测定空腹血糖。清晨取受试者空腹静脉血 6 ml 后，让受试者空腹口服 75 g 葡萄糖（溶于 300 ml 温水），3 分钟内服完，并有专人监督是否服干净。实验人员及时分离血清并测定空腹血糖。从服糖开始计时，2 小时后（误差不超过 3 分钟）采静脉血 2 ml。实验人员及时测定餐后 2 小时血糖。口服葡萄糖一般在 9 点以前结束，以确保 11 点之前结束第二次取血工作。血糖测定应在取血 3～5 小时内完成。在样品测定过程中，每测定 10 个样品做一个样品的双样测定，每测定 50 个样品做一套质控系列样品测定，包括定值葡萄糖液、冻干粉质控血清和盲样。质控系列样品做双样测定，并绘制血糖质控图。

为确保现场检测工作的准确性，调查开始前对血糖测定人员进行盲样考核，考核合格后方可进行现场检测工作。进入第一个工作现场，测定血糖的质控品及盲样，于当天向国家工作队及时反馈盲样结果，在确认合格后，方可进行后续工作。检测所用仪器均通过计量部门校准合格后方可使用。

②实验室检测指标：

A. 血清维生素 A：由省级实验室检测，采用高压液相色谱法。国家实验室发给各省级实验室 2～3 种不同维生素 A 浓度血清（质控血清和盲样），用作维生素 A 考核，技术考核及格者方能参加本项目测定。如不及格，必须查找原因，再次考核，直至达到及格以上。测定过程中每台仪器每天至少测定 1 次盲样、1 次质控样品。5％的样品进行双样测定。

B. 血清维生素 D：由国家实验室检测，采用放射免疫法。测定过程中每次测定盲样和不同浓度的质控样品。质控样品的浓度范围应在允许范围内。5％的样品进行双样测定。

C. 血清胆固醇：由国家实验室检测，采用胆固醇氧化酶法（CHOD-PAP 法），全自动生化仪测定。

D. 血清甘油三酯（三酰甘油）：由国家实验室检测，采用酶比色法（GPO-PAP 法），全自动生化仪测定。

E. 血清高密度脂蛋白胆固醇（HDL-C）：由国家实验室检测，采用直接法，全自动生化仪测定。

国家实验室：承担血脂检测的实验室工作人员均经过统一培训和考核；检测仪器为经过计量认证的全自动生化仪；在测定血脂指标的同时，均检测不同批号、不同浓度的质控血清，每日进行 2～3 次 2 个水平的质控样品检测，分别在样本检测开始前、检测中、检测结束后进行；对于可能影响检测结果的溶血、脂血等标本的状况进行记录。定期进行实验室间比对，保证结果的准确性。HDL-C 检测需用新鲜血清和美国疾病预防控制中心脂质标准化项目网络实验室测量结果进行比对，偏差在 10% 以内，并通过卫计委临床检验中心室间质量评价的考核。

（4）膳食调查

膳食调查由培训合格的调查员进行入户访问调查。每个居委会抽取 30 户进行连续 3 天 24 小时回顾调查和家庭调味品称重调查；每个居委会抽取 25 户，对家中所有 6 岁及以上家庭成员进行食物频率法问卷调查。

1）连续 3 天 24 小时回顾调查：对调查户 2 岁及以上家庭成员采用询问方式，让被调查者回忆调查前 24 小时内的进食情况，记录在家和在外吃的所有食物，包括主食、副食、零食、水果、酒、饮料等，连续 3 天入户询问进食情况，同时记录营养素补充剂的消费情况。12 岁以下儿童由家长或主要看护人协助完成。

2）家庭调味品称重调查：采用称重记录法调查家庭 3 天各种食用油、盐、味精等主要调味品的消费量。

3）食物频率调查：利用统一的食物频率调查问卷，收集调查户中 6 岁及以上调查对象在过去 12 个月内各种食物消费频率及消费量。

2. 2013 年调查内容及方法

调查内容包括询问调查、医学体检、实验室检测和膳食调查四个部分。

（1）询问调查

询问调查包括家庭基本情况调查、2 岁以下儿童母亲一般情况调查、儿童喂养与健康状况调查、儿童大运动发育评价、儿童饮水与活动调查、儿童 3 天 24 小时活动日志和监测点社区基本信息收集。其中，家庭基本情况调查内容包括家庭成员一般情况（年龄、民族、婚姻状况、教育、职业）、儿童看护人信息、家庭年人均收入等。2 岁以下儿童母亲一般情况调查包括怀孕、分娩、哺乳知识和行为、生活方式与行为、食物过敏等，以及主要慢性病家族史、身体活动、月子期间饮食与生活习惯。儿童喂养与健康状况调查包括儿童喂养状况及喂养行为、母乳喂养、辅食添加、户外活动等。儿童大运动发育评价旨在评估儿童各项大运动的发育情况。儿童饮水与活动调查表、儿童 3 天 24 小时活动日志包括儿童家庭环境、饮水、日常活动等信息。询问调查采用问卷调查的方法，由培训合格的调查员入户进行面对面的询问调查。

每个调查县/区完成一份社区基本信息调查表，收集内容包括本县/区所辖区内人口、经济、社会及医疗卫生保健等方面的基本信息，由调查员按照要求，通过查阅资料以及走访当地统计、卫生等部门，进行询问和记录。

（2）医学体检

医学体检由经过培训的调查员采用标准方法集中进行。

1）儿童：对抽取的 0～5 岁儿童进行身高（2 岁以下量身长）、体重和脉搏测量。

①身长：采用婴幼儿身长测量计测定，精确度为 0.1 cm。

②身高：采用金属立柱式身高计测定，精确度为 0.1 cm。

③体重：采用电子体重秤测定，精确度为 0.01 kg。

④脉搏：0～5岁儿童都要测量脉搏，记录1分钟的脉搏次数。但对于太小的婴儿或胖婴儿，可用听诊器听心搏作为脉搏数。

2）2岁以下儿童母亲：测量身高、体重、腰围和血压。

①身高：采用金属立柱式身高计测定，精确度为0.1 cm。

②体重：采用电子体重秤测定，精确度为0.1 kg。

③腰围：采用软尺测量，精确到0.1 cm。

④血压：采用标准汞柱式血压计（刻度范围0～300 mmHg）测量，精确度为2 mmHg。收缩压和舒张压根据Korotkoff音来确定。

（3）实验室检测

1）儿童：对55个监测点中的儿童均采指血测定血红蛋白值（除外采集静脉血者）。每个监测点抽取30名3～5岁儿童（36～47月龄、48～59月龄、60～71月龄3个月龄组各抽取10名）采集空腹静脉血液样品（采集指血的儿童除外），采集静脉血4 ml，均检测血红蛋白，抽样测定维生素A、维生素D、血清铁蛋白、血清转铁蛋白受体、血清高敏C反应蛋白和血清锌。样品测定方法如下：

①血红蛋白：采用氰化高铁法测定。

②维生素A：采用高压液相色谱法测定。

③维生素D：采用放射免疫法测定。

④血清铁蛋白：采用免疫比浊法测定。

⑤血清转铁蛋白受体：采用免疫比浊法测定。

⑥血清高敏C反应蛋白：采用免疫比浊法测定。

⑦血清锌：采用原子吸收法测定。

2）2岁以下儿童母亲：所有2岁以下儿童母亲均抽取空腹静脉血6 ml，检测血红蛋白、维生素A、维生素D、血糖、血清铁蛋白、血清转铁蛋白受体、C反应蛋白、血清锌、维生素B_{12}和叶酸。样品测定方法如下：

①血红蛋白：采用氰化高铁法测定。

②血清维生素A：采用高压液相色谱法测定。

③血浆维生素D：采用放射免疫法测定。

④血糖：采用葡萄糖氧化酶法测定。

⑤血清铁蛋白：采用免疫比浊法测定。

⑥血清转铁蛋白受体：采用免疫比浊法测定。

⑦血清高敏C反应蛋白：采用免疫比浊法测定。

⑧血清锌：采用原子吸收法测定。

⑨血清维生素B_{12}：采用放射免疫法测定。

⑩血清叶酸：采用放射免疫法测定。

（4）膳食调查

每个调查点选取62户（按照每户1名0～5岁儿童计算），完成62名0～5岁儿童（男女各半）、30名2岁以下儿童母亲及其所在住户全部家庭成员的膳食调查。每个调查点的膳食调查户儿童和母亲调查对象的数量规定见表1-1。30名3～5岁采集空腹静脉血的儿童尽量从膳食调查户中选取，不足30人可以从集中调查的3～5岁儿童中补足。

表 1-1   膳食调查户的儿童和母亲调查对象的数量要求

儿童月龄组	儿童数量（名）	2 岁以下儿童母亲数量（名）
0～5 月龄	10	10
6～11 月龄	10	10
12～23 月龄	10	10
24～35 月龄	10	—
36～47 月龄	10	—
48～59 月龄	6	—
60～71 月龄	6	—

对膳食调查住户所有成员进行连续 3 天 24 小时回顾调查和家庭食用油、调味品称重调查。其余不需要入户调查的儿童和 2 岁以下儿童母亲采取集中调查的方式，在集中调查时将完成 2～5 岁儿童、2 岁以下儿童母亲的食物频率问卷调查。入户膳食调查、食物频率问卷调查均由经过培训的调查员开展。

1）连续 3 天 24 小时回顾调查：对选中调查户中所有家庭成员采用询问调查的方式，让被调查者回忆调查前 24 小时内的进食情况，记录在家和在外吃的所有食物，包括主食、副食、零食、水果、酒、饮料、汤、茶水、水等，连续 3 天入户询问进食情况，同时记录营养素补充剂的消费情况。儿童可由家长或主要看护人协助完成。

2）家庭食用油和调味品称重调查：采用称重记录法调查家庭 3 天各种食用油、盐、酱油、味精等主要调味品的消费量。

3）食物频率调查：利用统一的食物频率调查问卷，收集 2 岁以下儿童母亲和 3～5 岁儿童过去一个月内各种食物消费频率及消费量。

（四）调查时间和进度

1. 现场调查：北方 2010—2012 年 8—10 月，南方 2010—2012 年 8—12 月。
2. 实验室检测和数据录入：2013 年 1 月—2014 年 1 月。
3. 数据清理与数据库建立：2013 年 3 月—2014 年 5 月。
4. 数据分析与结果报告：2014 年 6—8 月。

四、样本代表性的评价

本次监测将实际调查样本的基本人口学指标与 2009 年全国人口统计数据进行比较，并将人口年龄构成与 2009 年人口数据进行比较，以了解本次监测样本的全国代表性。

（一）监测城乡数与实际城乡数

本次共抽取的 150 个监测点中，共有城市点 75 个，农村点 75 个，城乡比例为 1∶1；而实际我国共有中小城市和大城市 1111 个，贫困农村和普通农村 1633 个，城乡比例为 0.7∶1（表 1-2）。

表 1-2　2010—2012 年全国监测县（区）数与全国实际县（区）数对比

	全国监测县（区）数			全国实际县（区）数		
	合计	城市	农村	合计	城市	农村
个数	150	76	74	2 858	1 225	1 633
构成比	100	50.7	49.3	100	42.9	57.1

（二）抽样样本与全国人口年龄构成的比较

将 2009 年国家统计局调查人口数据作为总体，把本次调查的抽样样本人口数据作为样本，比较样本年龄分布与总体人口年龄分布的一致程度。本次调查的抽样样本为 183 137 人，经过拟合优度检验表明，抽样样本的年龄结构与全国人口年龄结构有显著性差异（表 1-3）。

表 1-3　2010—2012 年中国营养与健康调查抽样人群年龄构成
与全国 2009 年人口普查年龄结构比较

年龄（岁）	合计		男性		女性	
	全国	样本	全国	样本	全国	样本
0～	4.445	2.749	4.481	3.109	4.408	2.417
5～	4.574	4.131	4.532	4.598	4.617	3.700
10～	6.242	4.365	6.286	4.804	6.196	3.960
15～	6.381	3.601	6.673	3.863	6.078	3.360
20～	6.362	5.198	6.520	5.226	6.199	5.173
25～	8.046	5.641	8.244	5.496	7.841	5.774
30～	6.423	5.941	6.704	5.765	6.132	6.104
35～	7.781	7.411	7.817	7.376	7.743	7.442
40～	8.028	8.917	8.082	8.742	7.972	9.078
45～	8.451	10.025	8.596	9.531	8.302	10.481
50～	9.776	8.387	9.645	8.090	9.912	8.660
55～	8.482	10.457	8.441	9.963	8.525	10.914
60～	4.933	8.510	4.757	8.464	5.116	8.553
65～	3.493	5.929	3.275	5.956	3.719	5.903
70～	3.008	4.386	2.757	4.594	3.268	4.195
75～	3.574	4.352	3.190	4.424	3.971	4.285
合计	100	100	100	100	100	100
	$\chi^2=8\,248.2$, $P<0.05$		$\chi^2=4\,205.7$, $P<0.05$		$\chi^2=4\,341.9$, $P<0.05$	

　　人口金字塔是将人口的性别、年龄分组数据以年龄为纵轴，以人口百分数为横轴，男、女性分于两侧绘制而成。人口金字塔可以形象、直观地显示出人群的年龄性别构成情况（图 1-1 和图 1-2）。

　　从图 1-1 和图 1-2，可见，本次调查的抽样人口与 2009 年国家统计局调查的户籍人口相比，青年人口比例偏低，中老年人口比例偏高，女性人口偏多。因此，在计算分析时，应采用事后分层方法调整人口年龄结构。经调整后，抽样样本的年龄结构与全国人口年龄结构没有显著性差异。

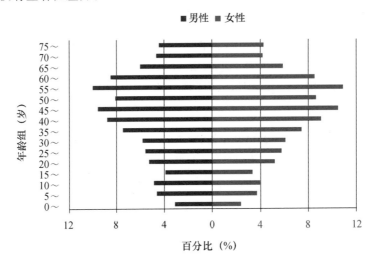

图 1-1　2010—2012 年中国营养与健康监测抽样户籍人口金字塔

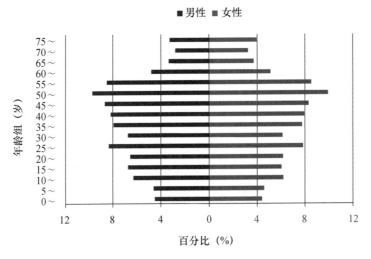

图 1-2　2009 年国家统计局调查的户籍人口金字塔

（三）监测点变更情况

　　由于地区行政区划的变更、抽样居（村）委会拆迁、人口结构和数量不适合调查等原因，同时考虑个别监测点或居（村）委会工作压力过大，对部分抽样监测点或居

（村）委会进行了调整。调整的原则是：①监测点提出变更申请，省级 CDC 工作组同意后上报中国疾病预防控制中心营养与健康所工作组。②中国疾病预防控制中心营养与健康所工作组认可后，提请国家统计局进行重新抽样。③调整的监测点应与原来监测点在经济水平、地理及人口结构上类似，并与原监测点处于同层中。本轮监测中共更换 10 个监测点，占监测点总数的 6.7％；更换 65 个居（村）委会，占抽样居（村）委会总数的 7.22％。

五、数据处理、统计方法及结果表述

（一）数据处理

1. 数据录入：采用统一编制的"中国居民营养与健康状况监测系统平台"进行录入。

2. 上报数据为 ACCESS 格式，统一转换为 SAS 格式进行清理。

3. 数据清理一般原则

（1）检验变量间的逻辑关系；

（2）分析变量的频数分布；

（3）查找变量的异常值和极值，将数据中连续变量的 1％～5％ 的数值作为极值加以查验；

（4）确定变量的取值范围（考虑年龄、性别差异）。

4. 清理后，对异常值返回原抽样点进行核查，进行进一步修正，建立最终标准数据库。

（二）统计分析方法

1. 均值和率的计算都进行复杂抽样加权处理，使用 2009 年国家统计局公布的人口数据。

（1）基础抽样权重计算

由于本次监测采用了不等概率抽样，因此需要根据抽样设计对样本进行抽样加权。按照本次监测的抽样设计，样本个体各阶段抽样权重如下，这里用 i 表示某一样本个体。

第 1 阶段：每个省的大城市抽取 1～2 个中心城区作为监测点，中小城市抽取 1～3 个区/县级市作为监测点，普通农村和贫困农村抽取 1～3 个县作为监测点。w_{si1} 为样本监测点的抽样权重，其计算公式如下：

$$大城市\ w_{si1}=\frac{所在大城市中心城区数}{样本个体所在大城市样本区数}$$

$$中小城市\ w_{si1}=\frac{所在省非中心城区数和县级市数}{样本个体所在省样本区数和县级市数}$$

$$普通农村\ w_{si1}=\frac{所在省非贫困县数}{样本个体所在省样本县数}$$

$$贫困农村\ w_{si1}=\frac{所在省贫困县数}{样本个体所在省样本县数}$$

第 2 阶段：每个县（区）采用 PPS 方法抽取 6 个居（村）委会。w_{si2} 为样本居（村）委会的抽样权重，其计算公式如下：

$$w_{si2} = \frac{\text{样本个体所在区/市常住人口数}}{6 \times \text{样本个体所在居（村）委会人口数}}$$

第 3 阶段：每个居（村）委会随机抽取调查户（75 户）。w_{si3} 为样本户的抽样权重，其计算公式如下：

$$w_{si3} = \frac{\text{所在居（村）委会总户数}}{\text{所在居（村）委会调查户数}}$$

第 4 阶段：抽中调查户中的所有 6 岁及以上家庭成员为调查对象。在本报告分析中，只有 18 岁及以上人群考虑抽样权重，而在家庭中所有 18 岁及以上家庭成员均为调查对象，所以 $w_{si4} = 1$。

$$\text{个体 } i \text{ 的基础抽样权重 } W_{si} = w_{si1} \times w_{si2} \times w_{si3} \times w_{si4}$$

（2）事后分层权重

为了调整由于抽样造成的某些重要指标在样本与总体分布上的偏差，需要进行事后分层调整。调整的方法是通过对每一样本个体赋予事后分层权重，使这些指标按照权重计算的样本分布与总体分布是一致的。因本次调查中 6～17 岁人群和 18 岁及以上人群的抽样方法不同，所以权重计算方法不同。

事后分层加权率与标化率的结果一致。

1）关于总体和样本的定义

总体为 2009 年全国 6 岁及以上人口，资料来源于 2009 年国家统计局发布的数据；样本为经过抽样加权调整后的样本人口。

2）分层指标的选择

根据本次监测产出的需要，同时考虑分层过细可能导致的最小分层样本量不足的问题，需选择主要指标作为分层指标（表 1-4）。由这些指标相互交叉得到的最细分层为最小分层，最小分层共计 192 层。

表 1-4　分层指标及其层数

分层指标	层　数	分层标准
性别	2	男性、女性
年龄	24	6～17 岁每 1 岁一组，共 12 层 18 岁及以上按照 5 岁一组进行划分，共 13 层，即 18～24、25～29、30～34、35～39、40～44、45～49、50～54、55～59、60～64、65～69、70～74、75+
地区	4	大城市、中小城市、普通农村、贫困农村

事后分层权重的计算方法：

18 岁及以上人群：

$$w_{pk} = \frac{\text{总体在第 } k \text{ 层的人口数}}{\text{样本在第 } k \text{ 层的权重之和}}$$

6～17 岁人群：

$$w_{pk} = \frac{\text{总体在第 } k \text{ 层的人口数}}{\text{样本在第 } k \text{ 层的人数之和}}$$

上式中的权重为抽样权重和无应答权重的乘积。

如果将第 k 层的样本权重按照上式求和，其结果为第 k 层的总体人口数，这表明通过上述加权方法，将指标在样本和总体上的分布调整为一致。

（3）最终权重

18 岁及以上个体 i（其所在事后分层为 k）最终权重为以上基础抽样权重和事后分层权重的乘积：

$$w_{finali} = w_{si} \times w_{pk}$$

6～17 岁个体来自抽样人群和补充人群，在分析计算分年龄组、性别的结果时，只考虑事后分层权重。

$$w_{finali} = w_{pk}$$

2. 采用 SAS 9.2 进行统计分析。加权估计不同地区、不同年龄人群某疾病的患病率和 95％ 置信区间采用 SURVEYFREQ 过程实现，均值标准误的估计使用 SURVEYMEANS 过程实现。

（三）指标定义与评价标准

1. 标准人

（1）标准人定义采用中国营养学会的旧标准：是指 18 岁从事轻体力活动的成年男子，能量需要量为 2400 kcal。每个个体按照能量需要量（kcal）除以 2400 kcal，获得每个个体的标准人系数。食物及营养素摄入量除以标准人系数即获得折合标准人的食物和营养素摄入量，参见《中国居民膳食营养素参考摄入量》2000 版。

（2）标准人定义采用中国营养学会的新标准：是指 18 岁从事轻体力活动的成年男子，能量需要量为 2250 kcal。每个个体按照能量需要量（kcal）除以 2250 kcal，获得每个个体的标准人系数。食物及营养素摄入量除以标准人系数，即获得折合标准人的食物和营养素摄入量，参见《中国居民膳食营养素参考摄入量》2013 版。

2. 膳食营养素参考摄入量（DRIs）

DRIs 是为了保证人体合理摄入营养素而设定的每日平均膳食营养素摄入量的一组参考值，包括平均需要量（EAR）、推荐需要量（RNI）、适宜摄入量（AI）、可耐受最高摄入量（UL）、宏量营养素可接受范围（AMDR）、预防非传染性慢性病的建议摄入量（PI）和特定建议值（SPL）。EAR 用于评估群体中摄入不足的发生率。总脂肪的 ADMR 为脂肪供能比 20％～30％，总碳水化合物（糖类）的 ADMR 为碳水化合物供能比 50％～65％。

3. 饮酒率

过去 12 个月内有饮酒行为的人占总人群的比例。

4. 过量饮酒率

超过《中国居民膳食指南》建议限量（男性一天饮用酒的酒精量不超过 25 g，女性一天饮用酒的酒精量不超过 15 g）的人占饮酒者的比例。

5. 体质指数（BMI）

用来衡量人体胖瘦程度的指标，BMI＝体重（kg）/身高（m）^{2}。

6. 0～5 岁儿童营养不良

采用世界卫生组织（WHO）2006 年的生长发育标准。生长迟缓（身高不足）是指年龄别身高（长）低于标准身高（长）中位数两个标准差，通常反映儿童慢性营养不良；低体重（体重不足）是指年龄别体重低于标准体重中位数两个标准差，是判断儿童营养不良的常用指标；消瘦是指身高（长）别体重低于标准中位数两个标准差，通常反映儿童近期急性营养不良。生长发育评价方法为计算 Z 评分，其中年龄别体重 Z 评分（WAZ）<-2 为低体重，年龄别身高（长）Z 评分（HAZ）<-2 为生长迟缓，身高（长）别体重 Z 评分（WHZ）<-2 为消瘦（http://www.who.int/childgrowth/standards/en/）。

7. 6～17 岁儿童青少年生长迟缓和消瘦

按照中华人民共和国卫生行业标准《学龄儿童青少年营养不良筛查》（WS/T 456—2014）进行评价。生长迟缓是指身高低于筛查标准的年龄别身高界值范围。消瘦指 BMI 低于筛查标准的年龄别 BMI 界值。

8. 18 岁及以上成年居民低体重营养不良

采用中华人民共和国卫生行业标准《成人体重判定》（WS/T 428—2013），按中国成人 BMT 分类参考值评价，BMI$<18.5 \text{ kg/m}^2$ 者为低体重营养不良。

9. 贫血

本次调查采用氰化高铁法测定血红蛋白含量，经海拔高度调整后计算贫血患病率。以 WHO 制定的贫血诊断标准作为参考值（表 1-5）。对于在海拔 1000 m 以上地区生活半年以上的调查对象，贫血判定要根据海拔进行标准校正，校正方法依据 2001 年 WHO 建议的贫血判定标准（表 1-6）。

表 1-5　血红蛋白含量界值

年　龄	界值（g/L）
6～59 月龄儿童	110
5～11 岁儿童	115
12～14 岁儿童	120
15 岁以上男性	130
15 岁以上女性（非孕妇）	120
孕妇	110

表 1-6　WHO 贫血诊断标准的校正

海拔高度（m）	血红蛋白界值增加量（g/L）
<1 000	0
1 000～	+2
1 500～	+5
2 000～	+8
2 500～	+13
3 000～	+19
3 500～	+27
4 000～	+35
4 500～	+45

10. 超重和肥胖

采用目前国际、国内通用的 BMI 来评价调查对象的超重和肥胖程度。判定的具体标准如下：

（1）6 岁儿童：采用 WHO 2007 年推荐的分年龄、性别 BMI 超重和肥胖判定标准进行判定。$1 <$ BMI Z 评分（BMIZ）≤ 2 为超重，BMIZ > 2 为肥胖（http://www.who.int/childgrowth/standards/en/）。

（2）7～17 岁儿童青少年：采用《中国学龄儿童少年超重和肥胖预防与控制指南》中分年龄、性别的 BMI 超重和肥胖判定标准进行判定（中华人民共和国卫生部疾病预防控制局. 中国学龄儿童少年超重和肥胖预防与控制指南（试用）. 北京：人民卫生出版社，2008：10-12）。

（3）18 岁及以上成年人：采用中华人民共和国卫生行业标准的《成人体重判定》（WS/T 428—2013），以 24 kg/m² $\leq$ BMI $<$ 28 kg/m² 为超重，BMI $\geq$ 28 kg/m² 为肥胖。为便于与国际资料比较，同时按照 WHO 推荐的标准计算超重和肥胖率，以 25 kg/m² $\leq$ BMI $<$ 30 kg/m² 为超重，BMI $\geq$ 30 kg/m² 为肥胖。

11. 就餐频率

某餐的就餐频率为 0 次/周定义为从不吃该餐，1～6 次/周定义为偶尔吃该餐，7 次/周定义为每天吃该餐。

12. 在外就餐比例

过去 1 周曾在餐馆、食堂等家庭以外的地点就餐的人占总人群的比例。

13. 闲暇静坐活动时间

指除工作、学校学习以外的静坐时间，如闲暇时坐着阅读、使用电脑、看电视、写作业等。

14. 睡眠不足

儿童（6～12 岁）睡眠时间不足 10 小时、青少年（13～17 岁）睡眠时间不足 9 小时、成人（18 岁以上）睡眠时间不足 7 小时，定义为睡眠不足。[①]

15. 血脂异常

成人血脂异常的判断标准以《中国成人血脂异常防治指南》（2007 年版）为依据。与 2002 年结果进行比较时，按照 2002 年中国居民营养与健康调查采用的标准［《中国成人血脂异常防治指南》（1997 年版）］对本次监测数据重新计算血脂异常患病率（表 1-7）。

16. 血脂检测率

血脂检测率为在本次血脂测定之前就已接受过血脂检测的人数占调查人群总数的比例。

17. 血脂异常知晓率

血脂异常知晓率为在本次调查之前做过血脂检测并且知道自己患有血脂异常者（被专业人员诊断）占本次调查判断为血脂异常的调查对象人数的比例。

---

① 《中共中央国务院关于加强青少年体育 增强青少年体质的意见》（中发［2007］7 号）。

表 1-7　血脂异常诊断标准表

	《中国成人血脂异常防治指南》 1997 年版	《中国成人血脂异常防治指南》 2007 年版
血清胆固醇（TC，mmol/L）		
边缘升高	5.20≤TC≤5.71（200~219 mg/dl）	5.18≤TC≤6.19（200~239 mg/dl）
升高	≥5.72（220 mg/dl）	≥6.22（240 mg/dl）
血清甘油三酯（TG，mmol/L）		
边缘升高		1.70≤TG≤2.25（150~199 mg/dl）
升高	≥1.70（150 mg/dl）	≥2.26（200 mg/dl）
血清高密度脂蛋白胆固醇 （HDL-C，mmol/L）		
减低	<0.91（35 mg/dl）	<1.04（40 mg/dl）
升高		≥1.55（60 mg/dl）
血清低密度脂蛋白胆固醇 （LDL-C，mmol/L）		
边缘升高	3.12≤LDL-C<3.64（120~ 139 mg/dl）	3.37≤LDL-C<4.12（130~ 159 mg/dl）
升高	≥3.64（140 mg/dl）	≥4.14（160 mg/dl）
血脂异常分类（有以下 3 种 之一就为血脂异常）		
高胆固醇血症	血清 TC 水平升高	血清 TC 水平升高
高甘油三酯血症	血清 TG 水平升高	血清 TG 水平升高
低高密度脂蛋白血症	血清高密度脂蛋白水平降低	血清高密度脂蛋白水平降低

18. 血脂异常控制率

血脂异常控制率为经本次调查被判断为血脂异常的调查对象中，控制饮食、增加运动、接受药物治疗者所占的比例。

19. 高血压

18 岁及以上成年人的高血压定义为收缩压≥140 mmHg 和（或）舒张压≥90 mmHg，或近两周内服用降压药物。6~17 岁儿童青少年的高血压定义采用中国儿童青少年血压参照标准（2010 年）。

20. 高血压知晓率

高血压知晓率为本次调查可被诊断为高血压的调查对象中，在测量血压之前即知道自己患有高血压者（经过有资质的医疗机构或医生诊断）所占的比例。

21. 高血压治疗率

高血压治疗率为在本次调查被诊断为高血压的调查对象中，近两周内服用降压药物者所占的比例。

22. 高血压控制率

高血压控制率为在本次调查被诊断为高血压的调查对象中，目前通过治疗血压小于

140/90 mmHg 者所占的比例。

23. 高血压治疗控制率

高血压治疗控制率为两周内服用降压药物的高血压患者中，血压水平控制在 140/90 mmHg 以下者所占的比例。

六、质量控制工作的组织与实施

（一）质量控制工作的组织和技术措施

1. 加强质量控制工作的组织领导

为了加强监测的组织领导和保证调查质量，在卫计委和中国疾病预防控制中心的领导下，营养与健康所成立了技术执行组和专家组，全面负责组织、协调、落实项目有关工作，从组织上保证调查方案的实施。

2. 组成专门质量控制队伍

由中国疾病预防控制中心营养与健康所组成国家质量控制工作队，负责确定调查的质量控制方法，统一调查方法和调查表格，组织各省（市）调查工作队开展培训、进行现场调查技术指导及调查全过程的质量控制。各省（市）成立本省（市）质量控制工作队，按抽样、询问调查、医学体检、实验室检测、膳食调查、数据管理项目设立省级质控员，按项目质量控制工作规范及方法，负责并配合国家质量控制工作队完成本省（市）调查全过程的质量控制。调查点设立专人负责质量控制工作，并在省（市）质量控制工作组的领导下做好调查点的质量控制工作。

3. 统一方法

在抽样、询问调查、医学体检、实验室检测、膳食调查、数据清理等各环节、各阶段确定质量控制方法。为了保证项目的顺利进行和调查的质量，技术执行组和专家组对调查方案进行反复论证，于 2010 年 3 月确定了 2010—2013 年中国居民营养与健康状况监测的总体方案。

为保证调查质量，本轮调查实行了五个"统一"：统一提供全部调查表格及调查手册；统一提供专用条形码标记，标识所有调查对象，并要求每个数据录入点统一购置了条形码识别器；统一提供符合计量标准的体重秤、身高计、血压计及腰围尺；要求到国家技术执行组指定的厂家统一购置现场调查所需全部试剂、标准的采血针和注射器、进口的负压抗凝离心管、血液样品储存管等；为每个监测点统一提供直接影响测定精确度的关键器材，如 10 μl 毛细管及 20 μl 定量取样器。

4. 调查人员的培训

项目组制订了统一的培训计划和培训手册，2010 年、2011 年和 2012 年分别在全国举办了 4 期、3 期和 3 期国家级培训班，3 年共培训来自全国 31 个省（自治区、直辖市）150 个监测点的 1500 余名省级和县（区）级技术骨干人员。国家级培训班直接培训省级和各调查点的技术负责人和骨干。通过培训，要求每个调查员必须明确调查意义，了解设计原则，熟悉调查表内容，掌握调查询问方法与实际操作技能，调查人员熟练掌握调查技术者达到 95％以上。省级 CDC 和监测点（县区级）实验室的 200 多名相关人员参加了国家级血糖、血红蛋白测定的培训，血糖测定考核一次考核优良率为 64.3％～90.0％，血红蛋白测定考核一次考核优良率为 73.3％～86.4％。所有实验室人员通过学习和操作，最终都通过了实习考核。培训后考核合格者作为师资力量再回到当地培训所有调查员。所有参加调查的调查员必须参加统一培训，通过统一考试。

（二）质量控制的内容和结果评价

对现场调查、实验室检测、数据录入及分析等各个过程的质量检查记录表及其他质量控制（简称"质控"）结果进行分析，结果评价如下：

1. 询问调查质量控制

2010—2013 年分年度 4 次现场调查中，询问调查的质量控制分为省级和国家级两部分。4 年内省级质量控制工作队共对 72 638 份问卷质量进行检查，漏项问卷占 9.6％，逻辑错误问卷占 6.0％，填写不清问卷占 4.1％。4 年内国家级质量控制工作队共对 1575 份问卷质量进行检查，漏项问卷占 6.9％，逻辑错误问卷占 7.1％，填写不清问卷占 5.0％。国家级和省级分年度问卷质控结果见表 1-8。

表 1-8　2010—2013 年调查表填写质量控制检查结果

调查年	质量控制队	监测点数	调查表份数	漏项（％）	逻辑错误（％）	填写不清（％）
合计	省级	186	72 638	9.6	6.0	4.1
	国家级	106	1 575	6.9	7.1	5.0
2010 年	省级	33	14 739	9.4	6.5	4.8
	国家级	27	356	5.9	5.6	3.9
2011 年	省级	54	36 188	7.7	3.6	3.3
	国家级	29	449	5.6	8.5	4.5
2012 年	省级	44	11 609	16.5	10.0	5.5
	国家级	27	430	8.8	7.1	5.8
2013 年	省级	55	10 102	9.1	9.2	4.5
	国家级	23	340	7.1	6.8	5.9

2. 医学体检项目的质量控制

（1）身高、体重、腰围

2010—2013 年分年度 4 次现场调查中，医学体检的质量控制分为省级和国家级两部分。省级和国家级质量控制队均到调查现场对调查员的部分测量结果进行复核，复核结果见表 1-9。身高测量以厘米（cm）为单位，使用国家项目组指定的经过计量认证认可的身高测量计，精确度为 0.1 cm，测量 1 次。体重测量以千克（kg）为单位，使用国家项目组指定的经过计量认证认可的体重秤，精确度为 0.1 kg，测量 1 次。腰围测量以厘米（cm）为单位，使用国家项目组指定的经过计量认证认可的软尺，精确度为 0.1 cm，测量位置为腋中线肋弓下缘和髂嵴连线中点的水平位置，测量两次并分别记录结果，计算平均值。

4 年合计结果显示，省级质控员共现场复测身高 5381 人，与原测结果比较，有 4881
人（90.7%）误差不超过±1 cm；复测体重 6044 人，结果有 4896 人（81.0%）误差不超
过±0.2 kg；复测腰围 5239 人，结果有 4883 人（93.2%）误差不超过±2 cm。无论省级
或国家级，三项指标分年度的复核合格率均高于 70%，最高达到 100%（表 1-9）。

表 1-9　2010—2013 年身高、体重及腰围质量控制符合情况

调查年	质量控制队	身高		体重		腰围	
		n	符合率	n	符合率	n	符合率
合计	省级	4 881	90.7	4 896	81.0	4 883	93.2
	国家级	936	94.4	917	81.6	609	95.5
2010 年	省级	1 896	90.3	1 896	73.6	1 896	92.3
	国家级	366	94.0	255	87.0	150	96.4
2011 年	省级	1 492	95.9	1 492	82.2	1 489	95.3
	国家级	252	98.9	282	72.0	172	97.1
2012 年	省级	1 378	83.7	1 378	89.8	1 378	100.0
	国家级	263	96.0	280	77.8	207	88.2
2013 年	省级	115	91.1	130	98.9	120	89.0
	国家级	55	97.1	100	100.0	80	80.7

（2）血压质量控制结果

在 2010—2012 年国家级和省级质控员对监测点的质控中，现场调查员测量的血压
与国家级和省级质量控制队测量结果的符合率如表 1-10 所示。可以看到，无论是收缩
压还是舒张压，3 年中参与质控的监测点的现场血压测量员与国家级和省级质控员血压
测量的符合率均在 91% 以上，最高达到 96.9%（表 1-10）。

表 1-10　2010—2012 年血压质量控制符合率

调查年	质量控制队	n（抽查样本）	收缩压符合率（%）	舒张压符合率（%）
合计	省级	8 370	95.0	92.7
	国家级	546	95.3	96.9
2010 年	省级	3 156	92.7	92.8
	国家级	189	95.5	97.3
2011 年	省级	2 790	97.1	91.9
	国家级	192	93.0	96.9
2012 年	省级	2 424	95.7	93.6
	国家级	165	97.6	96.6

3. 实验室检测质量控制

各监测点实验室对国家实验室送出的考核样品进行了 3 次以上的测定，求出均值并
上报国家实验室。国家实验室采用偏离指数（DI）法进行评分。规定的偏离尺度为靶值

的 5%，即当偏离靶值 5% 时，DI＝1.0。考核标准为：DI≤0.5 为优秀，0.5＜DI≤1.0 为良好，1.0＜DI≤1.6 为及格，DI＞1.6 为不及格。

（1）血红蛋白检测质控

142 个调查点实验室共计完成 7261 份质控样品的测定，通过 DI 评分，优良率为 78.4%，合格率为 90.0%（表 1-11）。

34 个大城市调查点实验室共计完成 1927 份质控样品的测定，DI 评分的优良率为 68.7%，合格率为 85.0%。41 个中小城市调查点实验室共计完成 2251 份质控样品的测定，DI 评分的优良率为 75.6%，合格率为 85.7%。42 个普通农村调查点实验室共计完成 1864 份质控样品的测定，DI 评分的优良率为 93.6%，合格率为 99.0%。25 个贫困农村调查点实验室共计完成 1219 份质控样品的测定，DI 评分的优良率为 76.0%，合格率为 92.1%。

根据各调查点质控的合格情况，将不合格质控对应的样本剔除，共计剔除 2266 人，占总数的 1.5%。

表 1-11　2010—2013 年血红蛋白测定质控结果

	n	合格率（%）	优良率（%）
合计	7 261	90.0	78.4
大城市	1 927	85.0	68.7
中小城市	2 251	85.7	75.6
普通农村	1 864	99.0	93.6
贫困农村	1 219	92.1	76.0

（2）血糖检测质控

大城市、中小城市及农村的血糖质控结果分别见表 1-12 和表 1-13。

34 个大城市调查点实验室共计完成 2630 份定值葡萄糖液的测定，平均偏离度[①]为 2.6%，DI 评分的合格率为 97.8%。完成质控血清冻干粉测试 2564 次，平均偏离度为 3.8%，DI 评分的合格率为 90.0%。现场血糖检测中共有 3 个水平的盲样。其中检测低葡萄糖浓度水平盲样 804 份，平均偏离度为 4.8%，DI 评分的合格率为 92.1%；中葡萄糖浓度水平盲样 809 份，平均偏离度为 3.3%，DI 评分的合格率为 91.9%；高葡萄糖浓度水平盲样 787 份，平均偏离度为 3.4%，DI 评分的合格率为 93.2%。完成平行样测定 7876 份，平均偏离度为 0.9%，DI 评分的合格率为 99.8%。

具有质控结果的中小城市调查点有 40 个，共计完成定值葡萄糖液的测定 3272 份，平均偏离度为 1.8%；DI 评分的合格率为 99.4%。完成质控血清冻干粉测试 3296 份，平均偏离度为 2.1%；DI 评分的合格率为 98.4%。现场血糖检测中同样也有 3 个水平的盲样。其中检测低葡萄糖浓度水平盲样 1130 份，平均偏离度为 3.3%，DI 评分的合格率为 93.1%；中葡萄糖浓度水平盲样 1178 份，平均偏离度为 2.8%，DI 评分的合格率为 95.9%；高葡萄糖浓度水平盲样 964 份，平均偏离度为 3.1%，DI 评分的合格率为 95.2%。完成平行样测定 11 428 份，平均偏离度为 1.0%，DI 评分的合格率为 99.7%。

---

① 偏离度是指实际数据和目标数据相差的绝对值与目标数据的比值。

　　具有质控结果的普通农村调查点有 42 个，共计完成定值葡萄糖液的测定 3201 份，平均偏离度为 2.0%，DI 评分的合格率为 99.0%。完成质控血清冻干粉测试 3121 份，平均偏离度为 3.3%，DI 评分的合格率为 91.4%。现场检测 3 个水平的血糖盲样。检测低葡萄糖浓度水平盲样 904 份，平均偏离度为 5.3%，DI 评分的合格率 89.5%；中葡萄糖浓度水平盲样 991 份，平均偏离度为 3.5%，DI 评分的合格率 90.0%；高葡萄糖浓度水平盲样 1189 份，平均偏离度为 3.5%，DI 评分的合格率 91.8%。完成平行样测定 14 028 份，平均偏离度为 1.1%，DI 评分的合格率为 99.7%。

　　具有质控结果的贫困农村调查点有 27 个，共计完成定值葡萄糖液的测定 1935 份，平均偏离度为 2.9%，DI 评分的合格率为 94.9%。完成质控血清冻干粉测试 1944 份，平均偏离度为 4.0%，DI 评分的合格率为 86.9%。现场测定 3 个水平的血糖盲样。检测低葡萄糖浓度水平盲样 803 份，平均偏离度为 4.6%，DI 评分的合格率为 84.1%；中葡萄糖浓度水平盲样 665 份，平均偏离度为 5.1%，DI 评分的合格率 81.0%；高葡萄糖浓度水平盲样 557 份，平均偏离度为 5.3%，DI 评分的合格率 87.6%。完成平行样测定 9128 份，平均偏离度为 2.4%，DI 评分的合格率为 98.6%。

表 1-12　2010—2011 年现场血糖测定质控结果

	大城市			中小城市		
	n	偏离度（%）	合格率（%）	n	偏离度（%）	合格率（%）
定值葡萄糖液	2 630	2.6	97.8	3 272	1.8	99.4
质控血清冻干粉	2 564	3.8	90.0	3 296	2.1	98.4
盲样						
盲样 1	804	4.8	92.1	1 130	3.3	93.1
盲样 2	809	3.3	91.9	1 178	2.8	95.9
盲样 3	787	3.4	93.2	964	3.1	95.2
平行样	7 876	0.9	99.8	11 428	1.0	99.7

注：DI 评分合格包括 DI 评分优秀、良好和及格。
　　偏离度：指实际数据和目标数据相差的绝对值与目标数据的比值。

表 1-13　2011—2012 年现场血糖测定质控结果

	普通农村			贫困农村		
	n	偏离度（%）	合格率（%）	n	偏离度（%）	合格率（%）
定值葡萄糖液	3 201	2.0	99.0	1 935	2.9	94.9
质控血清冻干粉	3 121	3.3	91.4	1 944	4.0	86.9
盲样						
盲样 1	904	5.3	89.5	803	4.6	84.1
盲样 2	991	3.3	90.0	665	5.1	81.0
盲样 3	1 189	3.5	91.8	557	5.3	87.6
平行样	14 028	1.1	99.7	9 128	2.4	98.6

注：DI 评分合格包括 DI 评分优秀、良好和合格。
　　偏离度：指实际数据和目标数据相差的绝对值与目标数据的比值。

以上结果说明，不管是大中城市还是农村的调查点，现场血糖检测准确度整体均处于可接受范围，测试结果可靠，可用于人群血糖水平和 2 型糖尿病患病率的估算。

（3）血脂测定质控

1）实验室内部质量控制

承担血脂检测的实验室工作人员均经过统一培训和考核；检测仪器为经过计量认证的全自动生化仪；采用统一的检测试剂；在测定血脂指标的同时均检测不同批号、不同浓度的质控血清，每日进行 2～3 次 2 个水平的质控样品检测，分别在样本检测开始前、检测中、检测结束后进行；对可能影响检测结果的溶血、脂血等标本的状况进行记录。

2）实验室外部质量控制

定期进行实验室间比对，保证结果的准确性。HDL-C 需用新鲜血清和美国 CDC 网络实验室检测结果进行比对，偏差在 10% 以内。从实验室建立至今，都通过了国家卫计委临床检验中心室间质量评价（3 次/年，5 个浓度标本/次）的考核。

3）质控品测定数量

大城市测定 508 个，中小城市测定 166 个，普通农村测定 151 个，贫困农村测定 78 个。

4）质控品结果评价

以 TC 结果为例，选择质控批号为 9001 的质控血清（靶值为 6.39mmol/L），根据每日测定均值和连续 1 个月的均值、标准差进行质控图绘制（图 1-3）。结果显示，每日测定均值均落在 1 个标准差之内，说明测定结果准确、稳定。本次血脂质控通过了美国CDC 血脂标准化项目网络实验室的质量评价。

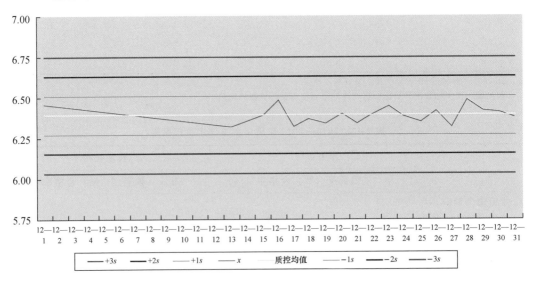

图 1-3　血脂质控图

第二部分　主要结果

一、调查样本人口基本情况

（一）监测人口规模

2010—2012 年营养与健康状况监测涉及全国 31 个省（自治区、直辖市）的 150 个县（县级市、县级区）。抽样调查 66 438 户，其中大城市 15 582 户、中小城市 17 748 户、普通农村 20 109 户、贫困农村 12 999 户。户籍人口 183 137 人，其中大城市 36 852 人、中小城市 48 166 人、普通农村 60 402 人、贫困农村 37 717 人；实际在家居住人数 159 101 人，占户籍人口的 86.9%。合计参加 3 天 24 小时膳食调查者 64 038 人，参加食物频率调查者 49 233 人，参加即食食品调查者 40 868 人（表 2-1）。

为保证特殊人群代表性，补充调查孕妇 3693 人，其中大城市 832 人、中小城市 1032 人、普通农村 1145 人、贫困农村 684 人；补充调查 6～17 岁的儿童青少年 25 828 人，其中大城市 6372 人、中小城市 7485 人、普通农村 7560 人、贫困农村 4411 人（表 2-1）。

表 2-1　2010—2012 年中国居民营养与健康状况监测人口规模

	合　计	城市小计	农村小计	大城市	中小城市	普通农村	贫困农村
监测点数	150	75	75	34	41	45	30
合计人数	212 658	100 739	111 919	44 056	56 683	69 107	42 812
抽样人群							
调查户数	66 438	33 330	33 108	15 582	17 748	20 109	12 999
户籍人口	183 137	85 018	98 119	36 852	48 166	60 402	37 717
在家居住	159 101	78 535	80 566	35 384	43 151	49 805	30 761
24 h 膳食调查人数	64 038	31 138	32 900	14 246	16 892	20 203	12 697
食物频率调查人数	49 233	24 500	24 733	10 912	13 588	15 202	9 531
即食食品调查人数	40 868	20 727	20 141	9 334	11 393	12 533	7 608
补充人群							
孕妇	3 693	1 864	1 829	832	1 032	1 145	684
6～17 岁儿童青少年	25 828	13 857	11 971	6 372	7 485	7 560	4 411

2013 年中国居民营养与健康状况监测涉及全国 30 个省、（自治区、直辖市）的 55 个县区。共调查 5 岁及以下儿童 36 878 人，其中大城市 8023 人、中小城市 10 118 人、普通农村 11 840 人、贫困农村 6897 人；完成体格测量共 32 861 人，完成血红蛋白测定共 32 790 人。调查乳母 7219 人，其中大城市 1671 人、中小城市 1816 人、普通农村 2409 人、贫困农村 1323 人；完成体格测量 6928 人，完成血红蛋白测定 6255 人（表 2-2）。

表 2-2　2013 年中国居民营养与健康状况监测人口规模

	合　计	城市小计	农村小计	大城市	中小城市	普通农村	贫困农村
监测点数	55	27	28	12	15	18	10
5 岁及以下儿童人数	36 878	18 141	18 737	8 023	10 118	11 840	6 897
体格测量人数	32 861	16 302	16 559	7 234	9 068	10 739	5 820
乳母人数	7 219	3 487	3 732	1 671	1 816	2 409	1 323
体格测量人数	6 928	3 380	3 548	1 632	1 748	2 280	1 268
血红蛋白测定人数	6 255	3 059	3 196	1 472	1 587	2 124	1 072

2010—2013 年不同地区调查人数、体格测量及实验室检测的样本量和分析样本量见表 2-3 和表 2-4。

表 2-3　2010—2013 年中国居民营养与健康状况监测调查样本情况

		合计	城市小计	农村小计	大城市	中小城市	普通农村	贫困农村
0～5 岁	调查人数	36 878	18 141	18 737	8 023	10 118	11 840	6 897
	体检人数	32 861	16 302	16 559	7 234	9 068	10 739	5 820
	体检率（%）	89.1	89.9	88.4	90.2	89.6	90.7	84.4
6～17 岁	调查人数	44 306	20 805	23 501	8 957	11 848	14 352	9 149
	体检人数	36 480	18 121	18 359	8 000	10 121	11 488	6 871
	体检率（%）	82.3	87.1	78.1	89.3	85.4	80.0	75.1
≥18 岁（非孕妇）	调查人数	157 850	75 709	82 141	33 373	42 336	50 728	31 413
	体检人数	120 688	60 337	60 351	26 993	33 344	37 454	22 897
	体检率（%）	76.5	79.7	73.5	80.9	78.8	73.8	72.9
孕妇	调查人数	4 315	2 088	2 227	926	1 162	1 369	858
	体检人数	4 099	1 995	2 104	870	1 125	1 291	813
	体检率（%）	95.0	95.5	94.5	94.0	96.8	94.3	94.8
2 岁以下儿童母亲	调查人数	7 219	3 487	3 732	1 671	1 816	2 409	1 323
	体检人数	6 928	3 380	3 548	1 632	1 748	2 280	1 268
	体检率（%）	96.0	96.9	95.1	97.7	96.3	91.7	95.8
合计（≥6 岁）	调查人数	206 471	98 602	107 869	432 56	55 346	66 449	41 420
	体检人数	161 267	80 453	80 814	35 863	44 590	50 233	30 581
	体检率（%）	78.1	81.6	74.9	82.9	80.6	75.6	73.8

表 2-4 2010—2013 年中国居民营养与健康状况监测测量与数据分析样本情况

	合计	城市小计	农村小计	大城市	中小城市	普通农村	贫困农村
成人（不包含孕妇）							
体格测量分析人数	120 688	60 337	60 351	26 993	33 344	37 454	22 897
血红蛋白测量分析人数	147 458	74 276	73 182	32 263	42 013	46 809	26 373
血脂测量分析人数	106 673	54 042	52 631	23 748	30 294	34 381	18 250
血压测量分析人数	120 428	60 215	60 213	26 899	33 316	37 372	22 841
6～17 岁儿童青少年							
体格测量分析人数	36 480	18 121	18 359	8 000	10 121	11 488	6 871
血红蛋白测量分析人数	33 015	16 588	16 427	6 859	9 729	10 501	5 926

（二）样本人群特征

1. 性别和年龄构成

样本人群中，男性 100 738 人（47.4%），女性 111 920 人（52.6%），女性比例高于男性。城市合计男性 46 181 人（45.8%），女性合计 54 558 人（54.2%）；农村合计男性 54 557 人（48.7%），女性 57 362 人（51.3%）。城市和农村均为女性比例高于男性。

按年龄分组，20 岁以内和 60 岁以上各年龄段男性比例均高于女性，其余各年龄段女性比例高于男性（表 2-5）。

2. 文化程度

在 6 岁及以上的样本人群中，未上学居民占 0.4%，文盲占 8.9%，小学文化程度者占 32.8%，初中文化程度者占 34.6%，高中/中专文化程度者占 15.6%，大专/职大文化程度者占 4.4%，大学及以上文化程度者占 3.2%。农村文盲比例大幅高于城市，高中及以上文化程度人群比例大幅低于城市（表 2-6）。

3. 职业分布

样本人群中，从事农、林、牧、渔、水利生产者的人数最多，占 32.8%，其他比例较高的职业分类为从事家务者 12.6%、离退休人员 11.8% 和在校学生 11.1%。大城市中离退休人员占比最高（35.6%），中小城市、普通农村和贫困农村占比最多的职业都为农、林、牧、渔、水利生产（表 2-7）。

4. 经济收入情况

参照 2009 年国家统计局全国居民纯收入水平等级，城市家庭中，低收入户（＜1万元）占 36.0%，中等水平收入户（1 万～2.4999 万元）占 45.9%，高水平收入户（2.5 万元以上）占 18.0%；农村家庭中，低收入户占 64.3%，中等水平收入户占 30.2%，高水平收入户占 5.5%（表 2-8）。

表 2-5　调查人口的性别和年龄构成

年龄（岁）	合计				城市				农村			
	男		女		男		女		男		女	
	n	%	n	%	n	%	n	%	n	%	n	%
合计	100 738	100	111 920	100	46 181	100	54 558	100	54 557	100	57 362	100
0～	2 733	2.7	2 302	2.1	949	2.1	785	1.4	1 784	3.3	1 517	2.6
5～	7 892	7.8	7 461	6.7	3 585	7.8	3 524	6.5	4 307	7.9	3 937	6.9
10～	9 840	9.8	9 504	8.5	4 607	10.0	4 501	8.3	5 233	9.6	5 003	8.7
15～	6 769	6.7	6 622	5.9	2 988	6.5	2 892	5.3	3 781	6.9	3 730	6.5
20～	4 593	4.6	6 264	5.6	1 634	3.5	2 515	4.6	2 959	5.4	3 749	6.5
25～	4 832	4.8	6 953	6.2	1 939	4.2	3 306	6.1	2 892	5.3	3 647	6.4
30～	5 067	5.0	6 397	5.7	2 177	4.7	3 146	5.8	2 890	5.3	3 251	5.7
35～	6 483	6.4	7 266	6.5	2 888	6.3	3 534	6.5	3 595	6.6	3 732	6.5
40～	7 685	7.6	8 683	7.8	3 118	6.8	3 815	7.0	4 567	8.4	4 868	8.5
45～	8 377	8.3	9 982	8.9	3 620	7.8	4 579	8.4	4 757	8.7	5 403	9.4
50～	7 111	7.1	8 248	7.4	3 575	7.7	4 483	8.2	3 536	6.5	3 765	6.6
55～	8 757	8.7	10 394	9.3	4 291	9.3	5 515	10.1	4 466	8.2	4879	8.5
60～	7 439	7.4	8 146	7.3	3 709	8.0	4 283	7.9	3 730	6.8	3 863	6.7
65～	5 235	5.2	5 622	5.0	2 653	5.7	3 092	5.7	2 582	4.7	2 530	4.4
70～	4 038	4.0	3 995	3.6	2 240	4.9	2 309	4.2	1 798	3.3	1 686	2.9
75～	3 888	3.9	4 081	3.7	2 208	4.8	2 279	4.2	1 680	3.1	1 802	3.1

表 2-6　调查人口的文化程度构成（%）

	合计	城市小计	农村小计	大城市	中小城市	普通农村	贫困农村
调查人数（人）	206 380	98 601	107 779	43 256	55 345	66 449	41 330
未上学[*]	0.4	0.3	0.5	0.3	0.4	0.5	0.6
文盲	8.9	5.5	12.0	3.5	7.1	9.6	15.9
小学	32.8	26.4	38.7	22.0	29.8	37.9	40.2
初中	34.6	32.4	36.7	29.3	34.8	38.4	33.9
高中/中专	15.6	22.2	9.6	25.7	19.4	10.8	7.6
大专/职大	4.4	7.6	1.6	10.4	5.3	1.8	1.2
大学及以上	3.2	5.7	1.0	8.9	3.2	1.1	0.7

注：[*] 大于等于 6 岁、小于 15 岁的应上学而未上学的儿童青少年。

表 2-7　调查人口的职业构成（%）

	合计	城市小计	农村小计	大城市	中小城市	普通农村	贫困农村
调查人数（人）	186 810	86 844	99 966	37 684	49 160	61 543	38 423
在校学生	11.1	9.5	12.5	8.4	10.4	12.1	13.2
从事家务者	12.6	11.5	13.5	7.6	14.4	13.3	13.9
待业人员	3.0	4.9	1.4	6.2	3.9	1.7	1.0
离退休人员	11.8	23.7	1.5	35.6	14.5	1.9	0.8
行政、企事业单位负责人	2.0	3.4	0.8	4.4	2.5	0.9	0.7
专业技术人员	4.1	6.4	2.0	7.5	5.5	2.1	1.9
办事和有关人员	2.4	4.2	0.7	5.8	3.0	0.9	0.5
商业、服务业人员	6.7	9.3	4.5	10.3	8.6	5.6	2.6
农、林、牧、渔、水利生产	32.8	12.2	50.7	0.7	21.1	48.1	54.8
生产运输设备操作人员	2.8	3.2	2.5	2.2	3.9	3.1	1.4
其他劳动者*	10.8	11.8	10.0	11.3	12.2	10.3	9.5

注：* 包括军人。

表 2-8　调查人口的家庭年人均收入构成（%）

	合计	城市小计	农村小计	大城市	中小城市	普通农村	贫困农村
调查户数（户）	84 275	42 001	42 274	18 600	23 401	26 061	16 213
<10 000	50.3	36.1	64.3	26.7	43.5	57.2	75.9
10 000~24 999	38.0	45.9	30.2	49.6	43.0	35.5	21.8
≥25 000	11.7	18.0	5.5	23.8	13.5	7.3	2.4

二、食物与营养素摄入状况

（一）食物摄入状况

2010—2012 年我国城乡膳食调查总户数为 26 516 户（大城市 6069 户，中小城市 7085 户，普通农村 8084 户，贫困农村 5278 户），调查总人数为 64 038 人（大城市 14 246 人，中小城市 16 892 人，普通农村 20 203 人，贫困农村 12 697 人）。其中男性 29 964 人，占 46.8%；女性 34 074 人，占 53.2%。分年龄段看，2~5 岁 1730 人，6~17 岁 5809 人，18~44 岁 19 659 人，45~59 岁 19 831 人，60 岁及以上 17 009 人。

异常值的剔除：剔除每标准人日能量摄入量过低或过高的被调查者。每标准人日能量摄入低于 800 kcal 者共 480 人，每标准人日能量摄入高于 5000 kcal 者共 678 人。去掉

3 天膳食调查期间膳食记录天数不足 1 天的 35 人，实际分析膳食的样本数为 62 857 人。

1. 粮谷类食物摄入量[①]

2010—2012 年我国城乡居民平均每标准人日粮谷类食物摄入量为 337.3 g，其中米及其制品 177.7 g，面及其制品 142.8 g，其他谷类 16.8 g。城市居民粮谷类食物摄入量为 281.4 g，低于农村居民的 390.7 g；贫困农村地区粮谷类摄入量最高，为 429.5 g（表 2-9 和表 2-10 分别为以《中国居民膳食营养素参考摄入量》2000 版和 2013 版为标准折合的摄入量，下同）。

与 2002 年相比，粮谷类食物摄入总量略有减少。城市居民粮谷类摄入量基本稳定，农村居民薯类食物的消费量下降 12.9 g（表 2-11）。

2. 蔬菜和水果摄入量

2010—2012 年我国城乡居民平均每标准人日蔬菜的摄入量为 269.4 g，其中深色蔬菜 89.4 g，浅色蔬菜 180.0 g。城市居民蔬菜的摄入量为 283.3 g，其中深色蔬菜 104.8 g，浅色蔬菜 178.5 g；农村居民蔬菜的摄入量为 256.1 g，其中深色蔬菜 74.7 g，浅色蔬菜 181.4 g。与 2002 年相比，全国城乡居民总体平均蔬菜摄入量基本稳定，但城市和农村变化趋势有所不同，城市居民平均增加了 31.4 g，农村居民平均减少了 29.5 g（表 2-9 至表 2-11）。

2010—2012 年城乡居民平均每标准人日水果的摄入量为 40.7 g，城市居民水果摄入量为 48.8 g，农村居民为 32.9 g；摄入水平最高的是大城市居民，达到 87.4 g，是农村居民摄入水平的 2.7 倍。与 2002 年相比，全国总体水果摄入量变化不大，大城市居民略有增加，但中小城市居民下降明显，下降了 21.5 g（表 2-9 至表 2-11）。

3. 畜禽肉、蛋类和水产品摄入量

我国城乡居民平均每标准人日畜禽肉的摄入量为 89.7 g，其中猪肉摄入量 64.3 g，其他畜肉 8.2 g，内脏 2.5 g，禽肉 14.7 g。城市居民平均每标准人日畜禽肉的摄入量为 98.5 g，其中猪肉摄入量 68.8 g，其他畜肉 10.5 g，内脏 2.9 g，禽肉 16.3 g。农村居民平均每标准人日畜禽肉的摄入量为 81.2 g，其中猪肉摄入量 59.9 g，其他畜肉 6.0 g，内脏 2.2 g，禽肉 13.1 g（表 2-9 和表 2-10）。与 2002 年相比，城乡居民畜禽肉摄入量增加了 11.1 g，农村居民的摄入量增加明显。各类动物性食物中以猪肉的消费量增加为主，人均每日多摄入 13.5 g。城市居民禽肉的摄入量有所减少，农村居民变化不大（表 2-11）。

我国城乡居民平均每标准人日蛋类的摄入量为 24.3 g，城市高于农村，分别为 29.5 g 和 19.4 g，与 2002 年相比，变化不大（表 2-9 至表 2-11）。

城乡居民平均每标准人日鱼虾类食物摄入量 23.7 g，城市居民摄入量为 32.4 g，农村居民摄入量为 15.4 g。与 2002 年相比，城乡居民鱼虾类摄入量均有所下降，平均减少了 5.9 g（表 2-9 至表 2-11）。

4. 奶类和大豆类摄入量

城乡居民平均每标准人日奶类及其制品的摄入量为 24.7 g，其中城市居民摄入量为

[①] 大米制品及面制品的重量均按其能量值折合为大米和面粉的生重量。

37.8 g，农村居民摄入量为 12.1 g。城乡居民奶类摄入量差距较大，大城市人均达到81.0 g，是农村居民的近 6 倍。与 2002 年相比，城市居民奶类及其制品的摄入量明显下降，平均减少了 28.0 g，其中中小城市居民奶类摄入量下降了 45％；而农村居民略有增加，但仍处于较低的水平（表 2-9 至表 2-11）。

城乡居民平均每标准人日大豆及其制品摄入量为 10.9 g，其中城市为 12.4 g，农村为 9.4 g。与 2002 年相比，大豆类消费量有所减少（表 2-9 至表 2-11）。

5. 食用油摄入量

我国城乡居民平均每标准人日食用油的摄入量为 42.1 g，其中植物油 37.3 g，动物油 4.8 g。城市居民食用油摄入量为 43.1 g，农村居民食用油摄入量为 41.0 g。中小城市居民的平均摄入量已经超过大城市。与 2002 年相比，全国城乡居民食用油平均摄入量基本持平，但其中大城市居民的摄入量呈下降的趋势，平均减少了 5.1 g（表 2-9 至表 2-11）。

6. 盐和酱油摄入量

城乡居民平均每标准人日盐的摄入量为 10.5 g，城市 10.3 g，农村 10.7 g，大城市居民盐的摄入量低于其他地区，为 8.9 g。与 2002 年相比，全国平均盐的摄入量减少了 1.5 g，其中农村居民下降明显，减少了 1.7 g。鸡精和味精的摄入量为 3.8 g，城市高于农村，分别为 4.6 g 和 2.9 g（表 2-9 至表 2-11）。

我国平均每标准人日酱油的摄入量为 7.9 g，城市为 9.1 g，农村为 6.8 g。与 2002 年相比，酱油的摄入量减少了 1.0 g（表 2-9 至表 2-11）。

7. 酒类摄入量

2010—2012 年共调查了 15 岁及以上人群 145 263 人。其中城市 72 550 人（男性 32 280 人，女性 40 270 人），占 49.9％；农村 72 713 人（男性 33 609 人，女性 39 104 人），占 50.1％。样本人群中 15～17 岁人群有 6581 人，18～44 岁人群有 47 810 人，45～59 岁人群有 49 970 人，60 岁及以上人群有 40 902 人。我国饮酒者日均酒精摄入量为 28.1 g，其中男性为 32.8 g，女性为 8.0 g。城市和农村饮酒者日均酒精摄入量均为 28.1 g。

大城市、中小城市、普通农村、贫困农村饮酒者日均酒精摄入量分别为 17.6 g、30.3 g、26.7 g 和 31.2 g，男性分别为 22.6 g、35.0 g、30.6 g 和 37.1 g；女性分别为 4.4 g、8.7 g、6.3 g 和 11.6 g。中小城市高于大城市，贫困农村高于普通农村，男性远高于女性。

我国 15～17 岁、18～44 岁、45～59 岁和 60 岁及以上人群饮酒者日均酒精摄入量分别为 4.4 g、22.1 g、38.5 g 和 37.2 g，男性依次为 4.7 g、25.9 g、44.5 g 和 43.3 g，女性依次为 3.6 g、5.3 g、11.9 g 和 13.0 g（表 2-12）。

2010—2012 年我国饮酒者日均酒精摄入量为 28.1 g，比 2002 年增加 1.6 g，其中男性增加 2.7 g，女性减少 2.9 g。2010—2012 年 15～17 岁人群日均酒精摄入量为 4.4 g，比 2002 年有所下降，但女性日均酒精摄入量增加。与 2002 年相比，18～44 岁人群日均酒精摄入量有所下降，45～59 岁和 60 岁及以上人群日均酒精摄入量均增加（表 2-13）。

表 2-9　2010—2012 年中国不同地区居民食物摄入量（克/标准人日，以《中国居民膳食营养素参考摄入量》2000 版为标准折算）

	合计	城市小计	农村小计	大城市	中小城市	普通农村	贫困农村
米类	177.7	130.8	222.7	111.8	133.9	214.2	241.6
面类	142.8	134.7	150.4	136.4	134.4	143.8	165.1
其他谷类	16.8	15.9	17.6	19.0	15.4	15.3	22.8
薯类	35.8	28.4	42.8	29.7	28.2	33.6	63.2
杂豆类	3.3	2.9	3.7	4.0	2.7	4.5	1.8
大豆及其制品	10.9	12.4	9.4	13.9	12.2	9.7	8.6
深色蔬菜	89.4	104.8	74.7	103.1	105.1	82.0	58.3
浅色蔬菜	180.0	178.5	181.4	199.2	175.1	191.8	158.2
腌菜	3.9	4.8	3.1	3.8	5.0	3.6	2.0
水果	40.7	48.8	32.9	87.4	42.5	35.4	27.2
坚果	3.8	4.7	2.8	6.0	4.5	3.1	2.2
猪肉	64.3	68.8	59.9	81.5	66.8	66.4	45.4
其他畜肉	8.2	10.5	6.0	17.2	9.4	4.9	8.4
动物内脏	2.5	2.9	2.2	3.8	2.7	2.5	1.8
禽肉	14.7	16.3	13.1	17.6	16.1	15.4	8.0
奶类及其制品	24.7	37.8	12.1	81.0	30.7	13.0	10.0
蛋类	24.3	29.5	19.4	38.5	28.0	20.2	17.6
鱼虾类	23.7	32.4	15.4	38.1	31.5	19.1	7.2
植物油	37.3	41.0	33.7	39.5	41.3	34.6	31.5
动物油	4.8	2.1	7.3	1.4	2.3	6.4	9.3
糕点类	7.4	8.3	6.6	11.5	7.8	7.7	4.1
糖/淀粉	6.4	7.0	5.9	8.5	6.7	5.7	6.4
食盐	10.5	10.3	10.7	8.9	10.5	10.7	10.8
酱类	1.2	0.8	1.5	1.4	0.7	1.7	0.9
酱油	7.9	9.1	6.8	10.2	8.9	7.4	5.4
味精、鸡精	3.8	4.6	2.9	7.2	4.2	3.4	1.7
饮料（总）	14.4	11.2	17.3	39.5	6.6	11.2	31.0
酒精饮料	2.1	2.2	2.0	1.9	2.2	2.0	1.9
其他	8.0	8.7	7.3	12.1	8.1	7.4	7.0

注：标准人指 18 岁从事轻体力活动的成年男子，能量需要量为 2400 kcal（《中国居民膳食营养素参考摄入量》2000 版）。

表 2-10　2010—2012 年中国不同地区居民食物摄入量（克/标准人日，
以《中国居民膳食营养素参考摄入量》2013 版为标准折算）

	合计	城市小计	农村小计	大城市	中小城市	普通农村	贫困农村
米类	176.6	129.9	221.5	111.5	132.9	213.0	240.5
面类	142.2	134.2	149.7	135.6	134.0	143.4	163.9
其他谷类	16.6	15.7	17.4	18.6	15.3	15.2	22.4
薯类	35.7	28.4	42.6	29.5	28.2	33.5	62.9
杂豆类	3.3	2.9	3.6	4.0	2.7	4.5	1.8
大豆及其制品	10.8	12.3	9.3	13.8	12.0	9.7	8.5
深色蔬菜	88.8	104.1	74.2	102.5	104.4	81.6	57.8
浅色蔬菜	179.2	177.7	180.8	199.0	174.2	191.3	157.4
腌菜	3.9	4.8	3.1	3.8	4.9	3.5	2.0
水果	41.0	49.0	33.2	87.4	42.8	35.7	27.5
坚果	3.7	4.7	2.8	6.0	4.5	3.1	2.2
猪肉	64.3	68.8	59.9	81.6	66.7	66.4	45.4
其他畜肉	8.2	10.5	6.0	17.3	9.4	4.9	8.4
动物内脏	2.5	2.9	2.2	3.9	2.7	2.5	1.7
禽肉	14.7	16.4	13.1	17.7	16.2	15.4	8.1
奶类及其制品	24.9	37.8	12.3	80.7	30.8	13.3	10.1
蛋类	24.3	29.5	19.4	38.5	28.0	20.2	17.6
鱼虾类	23.6	32.4	15.3	38.0	31.5	18.9	7.2
植物油	37.1	40.9	33.5	39.3	41.1	34.4	31.3
动物油	4.7	2.1	7.3	1.4	2.2	6.4	9.2
糕点类	7.5	8.3	6.6	11.5	7.8	7.7	4.1
糖/淀粉	6.5	7.0	5.9	8.5	6.8	5.7	6.5
食盐	10.4	10.2	10.6	8.9	10.5	10.6	10.7
酱类	1.2	0.8	1.5	1.4	0.7	1.7	0.9
酱油	7.9	9.1	6.8	10.1	8.9	7.4	5.4
味精、鸡精	3.6	4.6	2.9	7.2	4.1	3.3	1.7
饮料（总）	14.5	11.3	17.4	39.5	6.7	11.4	30.8
酒精饮料	2.0	2.1	1.9	1.8	2.1	1.9	1.9
其他	7.4	8.1	6.7	10.9	7.7	6.8	6.5

注：标准人为 18 岁从事轻体力活动的成年男子，能量需要量为 2250 kcal（《中国居民膳食营养素参考摄入量》2013 版）。

表 2-11   2010—2012 年和 2002 年中国城乡居民食物摄入量变化（克/标准人日）

	合计		城市小计		农村小计	
	2010—2012	2002	2010—2012	2002	2010—2012	2002
米类	177.7	204.7	130.8	156.5	222.7	226.0
面类	142.8	135.3	134.7	107.8	150.4	147.4
其他谷类	16.8	25.3	15.9	14.4	17.6	30.2
薯类	35.8	49.1	28.4	31.8	42.8	55.7
杂豆类	3.3	3.6	2.9	2.2	3.7	4.1
大豆及其制品	10.9	14.6	12.4	15.3	9.4	14.2
深色蔬菜	89.4	90.8	104.8	88.1	74.7	91.8
浅色蔬菜	180.0	185.4	178.5	163.8	181.4	193.8
腌菜	3.9	10.2	4.8	8.4	3.1	10.9
水果	40.7	45.0	48.8	69.4	32.9	35.6
坚果	3.8	3.8	4.7	5.4	2.8	3.2
猪肉	64.3	50.8	68.8	60.3	59.9	47.2
其他畜肉	8.2	9.2	10.5	15.5	6.0	6.8
动物内脏	2.5	4.7	2.9	6.0	2.2	4.1
禽肉	14.7	13.9	16.3	22.6	13.1	10.6
奶类及其制品	24.7	26.5	37.8	65.8	12.1	11.4
蛋类	24.3	23.7	29.5	33.3	19.4	20.0
鱼虾类	23.7	29.6	32.4	44.9	15.4	23.7
植物油	37.3	32.9	41.0	40.2	33.7	30.1
动物油	4.8	8.7	2.1	3.8	7.3	10.6
糕点类	7.4	9.2	8.3	17.2	6.6	6.2
糖/淀粉	6.4	4.4	7.0	5.2	5.9	4.1
食盐	10.5	12.0	10.3	10.9	10.7	12.4
酱类	1.2	1.5	0.8	0.8	1.5	1.8
酱油	7.9	8.9	9.1	10.6	6.8	8.2
味精、鸡精	3.8	—	4.6	—	2.9	—
饮料（总）	14.4	—	11.2	—	17.3	—
酒精饮料	2.1		2.2		2.0	—
其他	8.0	18.0	8.7	32.1	7.3	12.5

注：标准人为 18 岁从事轻体力活动的成年男子，能量需要量为 2400 kcal（《中国居民膳食营养素参考摄入量》2000 版）。

表 2-12　2010—2012 年全国居民饮酒者酒精摄入量（克/天）

	合计		城市小计		农村小计		大城市		中小城市		普通农村		贫困农村	
	$\bar{x}$	SE	$\bar{x}$	SE	$\bar{x}$	SE	$\bar{x}$	SE	$\bar{x}$	SE	$\bar{x}$	SE	$\bar{x}$	SE
合计	28.1	1.9	28.1	3.1	28.1	2.1	17.6	1.6	30.3	3.6	26.7	2.8	31.2	2.7
男	32.8	2.0	33.1	3.3	32.5	2.3	22.6	1.7	35.0	3.8	30.6	3.0	37.1	2.7
女	8.0	1.0	7.7	1.2	8.4	1.5	4.4	0.6	8.7	1.6	6.3	0.9	11.6	3.8
15~17 岁														
小计	4.4	0.8	4.1	1.4	4.6	0.9	8.3	5.3	11.8	1.1	26.0	1.7	19.8	1.8
男	4.7	0.8	4.0	1.4	5.3	1.1	9.4	7.2	3.3	1.2	3.3	0.7	9.9	3.2
女	3.6	1.7	4.4	3.3	2.8	1.3	5.8	5.0	4.2	3.6	3.9	1.8	0.7	0.2
18~44 岁														
小计	22.1	1.8	20.5	3.1	23.5	2.0	3.6	1.4	22.1	3.6	42.4	3.6	41.6	4.9
男	25.9	2.0	24.4	3.4	27.2	2.3	15.5	1.2	25.9	3.9	24.5	2.8	33.8	2.7
女	5.3	0.6	4.5	0.5	6.0	1.1	3.4	0.6	4.8	0.7	4.2	0.7	8.7	2.7
45~59 岁														
小计	38.5	2.1	39.4	3.1	37.4	2.6	3.4	0.7	21.4	2.6	37.3	3.1	35.9	2.8
男	44.5	2.1	45.7	3.2	43.1	2.7	33.0	1.8	48.2	3.7	42.8	3.4	43.7	4.1
女	11.9	1.7	12.4	2.2	11.4	2.5	5.7	0.9	14.6	2.9	7.6	1.1	17.2	6.8
≥60 岁														
小计	37.2	2.6	37.8	4.2	36.5	2.9	7.3	2.5	28.3	1.8	37.6	4.8	37.7	6.9
男	43.3	2.7	44.2	4.5	42.4	2.9	24.1	2.2	48.1	5.3	40.8	3.1	46.1	6.4
女	13.0	1.9	11.7	2.9	14.2	2.6	5.5	0.9	13.3	3.6	13.3	2.1	15.4	5.9

注：SE，标准误。

表 2-13　2010—2012 年与 2002 年饮酒者饮酒量比较（克/天）

	合计		城市小计		农村小计	
	2010—2012	2002	2010—2012	2002	2010—2012	2002
合计	28.1	26.5	28.1	23.7	28.1	28.2
男	32.8	30.1	33.1	28.1	33.1	31.2
女	8.0	10.9	7.7	9.4	7.7	12.1
15～17 岁						
小计	4.4	5.1	4.1	7.1	4.1	4.0
男	4.7	5.8	4.0	8.5	4.0	4.4
女	3.6	3.0	4.4	3.7	4.4	2.4
18～44 岁						
小计	22.1	23.9	20.5	22.8	20.5	24.4
男	25.9	26.9	24.4	26.4	24.4	27.1
女	5.3	10.7	4.5	11.6	4.5	9.9
45～59 岁						
小计	38.5	30.5	39.4	26.5	39.4	32.7
男	44.5	34.8	45.7	32.0	45.7	36.3
女	11.9	11.2	12.4	7.1	12.4	14.3
≥60 岁						
小计	37.2	28.4	37.8	22.5	37.8	33.0
男	43.3	32.2	44.2	26.6	44.2	36.4
女	13.0	11.5	11.7	7.5	11.7	15.7

（二）能量及主要营养素摄入量

我国居民平均每标准人日能量摄入量为 2172.1 kcal（9079.4 kJ），城市为 2052.6 kcal（8579.9 kJ），农村为 2286.4 kcal（9557.2 kJ）。与 2002 年相比，城市居民能量摄入量略有下降，农村居民变化不大。蛋白质全国城乡居民平均摄入量为 64.5 g，与 2002 年基本持平，城市为 65.4 g，农村为 63.6 g。全国城乡居民脂肪摄入量为 79.9 g，城市为 83.8 g，农村为 76.2 g。与 2002 年相比，脂肪摄入量增加了 3.6 g，城市人群脂肪摄入量略有下降，农村人群脂肪摄入量有所上升，城乡差距减少。全国城乡居民碳水化合物摄入量 300.8 g，城乡居民分别为 261.1 g 和 338.8 g，农村高于城市。与 2002 年相比，碳水化合物摄入量略有下降（表 2-14 和表 2-15 分别为以《中国居民膳食营养素参考摄入量》2000 版和 2013 版为标准折合的摄入量，表 2-16 为 2010—2012 年与 2002 年比较的结果，下同）。

我国居民平均每标准人日摄入视黄醇当量为 443.5 μg，其中城市居民为 514.5 μg，农村居民为 375.4 μg。与 2002 年相比，农村居民视黄醇当量摄入量下降了 63.7 μg。全国居民平均维生素 B_1（硫胺素）摄入量为 0.9 mg，维生素 B_2（核黄素）摄入量为 0.8 mg，与 2002 年相近。全国平均维生素 C（抗坏血酸）的摄入量为 80.4 mg。与 2002 年相比，农村居民维生素 C 摄入量下降明显，平均每日下降了 15.1 mg；城市居民摄入量有所增加，上升了 3.0 mg（表 2-14 至表 2-16）。

表 2-14　中国不同地区居民能量及主要营养素摄入量（每标准人日，以《中国居民膳食营养素参考摄入量》2000 版为标准折算）

	合　计	城市小计	农村小计	大城市	中小城市	普通农村	贫困农村
能量（kcal）	2 172.1	2 052.6	2 286.4	2 140.8	2 038.2	2 264.2	2 335.9
能量（kJ）	9 079.4	8 579.9	9 557.2	8 948.5	8 519.7	9 464.4	9 764.1
蛋白质（g）	64.5	65.4	63.6	74.1	64.0	64.8	61.0
脂肪（g）	79.9	83.8	76.2	89.6	82.9	78.6	70.9
碳水化合物（g）	300.8	261.1	338.8	262.9	260.8	326.7	365.7
膳食纤维（g）	10.8	10.8	10.9	12.4	10.5	10.9	10.8
视黄醇（μg）	141.1	157.5	125.1	226.5	146.3	131.6	110.7
视黄醇当量（μg）	443.5	514.5	375.4	606.8	499.5	411.4	295.2
硫胺素（mg）	0.9	0.9	1.0	1.0	0.8	1.0	1.0
核黄素（mg）	0.8	0.8	0.7	1.0	0.8	0.7	0.6
烟酸（mg）	14.3	15.0	13.7	16.6	14.7	13.9	13.1
抗坏血酸（mg）	80.4	85.3	75.7	95.5	83.7	77.5	71.6
维生素 E（mg）	35.9	37.5	34.3	35.9	37.7	32.6	38.0
α-维生素 E（mg）	8.6	9.6	7.6	10.8	9.4	7.8	7.2
钾（mg）	1 616.9	1 660.7	1 574.3	1 931.5	1 616.6	1 617.0	1 479.5
钠（mg）	5 702.7	5 858.8	5 554.6	5 652.0	5 892.5	5 653.1	5 335.2
钙（mg）	366.1	412.4	321.4	491.7	399.5	338.3	283.9
镁（mg）	284.9	281.1	288.5	308.5	276.6	286.6	292.5
铁（mg）	21.5	21.9	21.2	24.0	21.5	21.4	20.7
锰（mg）	5.9	5.4	6.4	5.5	5.4	6.3	6.8
锌（mg）	10.7	10.6	10.8	11.6	10.5	10.8	10.7
铜（mg）	1.9	1.8	2.0	2.0	1.8	2.1	2.0
磷（mg）	954.6	968.3	941.2	1073.2	951.3	947.4	927.4
硒（μg）	44.6	47.0	42.2	54.1	45.8	43.5	39.5

注：标准人为 18 岁从事轻体力活动的成年男子，能量需要量为 2400 kcal（《中国居民膳食营养素参考摄入量》2000 版）。

表 2-15　中国不同地区居民能量及主要营养素摄入量（每标准人日，
以《中国居民膳食营养素参考摄入量》2013 版为标准折算）

	合　计	城市小计	农村小计	大城市	中小城市	普通农村	贫困农村
能量（kcal）	2 162.3	2 043.8	2 275.7	2 133.1	2 029.2	2 254.4	2 323.0
能量（kJ）	9 047.1	8 551.2	9 521.4	8 924.8	8 490.4	9 432.5	9 719.3
蛋白质（g）	64.2	65.2	63.3	73.9	63.8	64.6	60.7
脂肪（g）	79.7	83.6	76.0	89.4	82.6	78.4	70.6
碳水化合物（g）	299.2	259.7	337.1	261.6	259.4	325.1	363.6
膳食纤维（g）	10.8	10.7	10.8	12.4	10.4	10.8	10.7
视黄醇（μg）	141.3	157.7	125.4	227.0	146.5	132.0	110.9
视黄醇当量（μg）	441.9	512.3	374.4	605.6	497.1	410.6	294.0
硫胺素（mg）	0.9	0.9	1.0	1.0	0.8	1.0	1.0
核黄素（mg）	0.8	0.8	0.7	1.0	0.8	0.7	0.6
烟酸（mg）	14.3	14.9	13.6	16.6	14.7	13.9	13.0
抗坏血酸（mg）	80.1	84.9	75.4	95.2	83.3	77.3	71.2
维生素 E（mg）	35.7	37.4	34.1	35.7	37.6	32.5	37.8
α-维生素 E（mg）	8.5	9.5	7.6	10.8	9.3	7.8	7.2
钾（mg）	1 610.4	1 654.3	1 567.9	1 924.6	1 610.3	1611.3	1 471.2
钠（mg）	5 667.1	5 829.6	5 512.8	5 633.2	5 861.6	5611.1	5 294.0
钙（mg）	364.3	410.3	320.1	489.0	397.4	337.0	282.4
镁（mg）	283.4	279.6	286.9	306.8	275.1	285.3	290.6
铁（mg）	21.4	21.8	21.1	23.9	21.5	21.3	20.6
锰（mg）	5.9	5.4	6.4	5.5	5.4	6.2	6.7
锌（mg）	10.7	10.6	10.7	11.5	10.4	10.8	10.6
铜（mg）	1.9	1.8	2.0	2.0	1.8	2.1	2.0
磷（mg）	950.6	964.3	937.1	1 068.8	947.3	943.8	922.1
硒（μg）	44.4	46.9	42.1	53.9	45.7	43.3	39.3

注：标准人为 18 岁从事轻体力活动的成年男子，能量需要量为 2250 kcal（《中国居民膳食营养素参考摄入量》2013 版）。

　　城乡居民膳食维生素 A、维生素 B_1、维生素 B_2 和维生素 C 存在摄入不足风险的比例均较高，分别有 77.0%、77.8%、90.2% 和 67.7% 的人群摄入量低于 EAR（表 2-17）。

　　我国平均每标准人日钙摄入量为 366.1 mg，城市为 412.4 mg，农村为 321.4 mg，贫困农村居民每日钙的摄入量不足 300 mg。与 2002 年相比，全国居民钙的摄入量略有下降，主要是农村居民钙的摄入量平均减少了 48.2 mg。全国平均铁摄入量为 21.5 mg，城市和农村摄入水平相近，分别为 21.9 mg 和 21.2 mg。与 2002 年相比，铁摄入量略有减少。全国平均钠摄入量为 5702.7 mg，城乡分别为 5858.8 mg 和 5554.6 mg，城市高于农村。中小城市钠的摄入水平明显高于其他地区。与 2002 年相比，钠摄入量呈下降的趋势，平均减少 565.5 mg。全国城乡居民锌摄入量为 10.7 mg，城市和农村差别不大。与 2002 年相比，锌摄入量略有减少（表 2-14 至表 2-16）。

我国有 96.6% 的人群膳食钙摄入量低于 EAR，显示绝大多数人群都存在着膳食钙摄入不足的风险；约有 35.6% 的人群锌摄入量低于 EAR，达到或超过 RNI 水平的人群占 46.5%；存在铁摄入不足风险（低于 EAR）的人数占 11.5%，达到或超过 RNI 水平的人群占 72.0%（表 2-17）。

表 2-16　2010—2012 年和 2002 年中国城乡居民能量
及主要营养素摄入量变化（每标准人日）

	合　计		城市小计		农村小计	
	2010—2012	2002	2010—2012	2002	2010—2012	2002
能量（kcal）	2 172.1	2 250.5	2 052.6	2 135.2	2 286.4	2 295.5
能量（kJ）	9 079.4	9 420.6	8 579.9	8 933.6	9 557.2	9 609.0
蛋白质（g）	64.5	65.9	65.4	69.0	63.6	64.6
脂肪（g）	79.9	76.3	83.8	85.6	76.2	72.7
碳水化合物（g）	300.8	321.2	261.1	268.3	338.8	341.6
膳食纤维（g）	10.8	12.0	10.8	11.1	10.9	12.4
视黄醇（μg）	141.1	151.1	157.5	226.5	125.1	123.1
视黄醇当量（μg）	443.5	469.2	514.5	550.0	375.4	439.1
硫胺素（mg）	0.9	1.0	0.9	1.0	1.0	1.0
核黄素（mg）	0.8	0.8	0.8	0.9	0.7	0.7
烟酸（mg）	14.3	14.7	15.0	15.9	13.7	14.2
抗坏血酸（mg）	80.4	88.4	85.3	82.3	75.7	90.8
维生素 E（mg）	35.9	35.6	37.5	37.3	34.3	35.0
α-维生素 E（mg）	8.6	8.2	9.6	8.3	7.6	8.1
钾（mg）	1 616.9	1 700.1	1 660.7	1 723.2	1 574.3	1 691.5
钠（mg）	5 702.7	6 268.2	5 858.8	6 040.9	5 554.6	6 368.8
钙（mg）	366.1	388.8	412.4	438.6	321.4	369.6
镁（mg）	284.9	308.8	281.1	291.8	288.5	315.3
铁（mg）	21.5	23.2	21.9	23.8	21.2	23.1
锰（mg）	5.9	6.8	5.4	6.0	6.4	7.1
锌（mg）	10.7	11.3	10.6	11.5	10.8	11.2
铜（mg）	1.9	2.2	1.8	2.3	2.0	2.2
磷（mg）	954.6	978.8	968.3	973.2	937.1	981.0
硒（μg）	44.6	39.9	47.0	46.6	42.2	37.4

注：标准人为 18 岁从事轻体力活动的成年男子，能量需要量为 2400 kcal（《中国居民膳食营养素参考摄入量》2000 版）。

表 2-17　中国居民主要营养素摄入量的分布（%）

		合　计	城市小计	农村小计	大城市	中小城市	普通农村	贫困农村
钙	＜EAR	96.6	95.4	97.8	93.2	95.7	97.6	98.1
	EAR~RNI	2.0	2.7	1.4	4.2	2.5	1.5	1.1
	≥RNI	1.4	1.9	0.9	2.6	1.8	0.9	0.8
锌	＜EAR	35.6	37.8	33.4	31.9	38.8	32.7	35.1
	EAR~RNI	18.0	18.8	17.3	19.1	18.8	18.1	15.4
	≥RNI	46.5	43.4	49.4	49.0	42.5	49.3	49.5
铁	＜EAR	11.5	11.7	11.3	9.9	12.0	11.0	12.0
	EAR~RNI	16.5	16.6	16.4	14.0	17.0	16.2	16.9
	≥RNI	72.0	71.7	72.2	76.1	71.0	72.7	71.2
维生素 A	＜EAR	77.0	70.9	83.0	65.8	71.7	80.7	88.0
	EAR~RNI	11.0	14.1	8.0	15.8	13.8	9.2	5.4
	≥RNI	12.0	15.0	9.0	18.4	14.5	10.1	6.6
维生素 B_1	＜EAR	77.8	83.7	72.2	80.4	84.2	73.3	69.8
	EAR~RNI	10.0	7.6	12.3	9.0	7.4	11.8	13.3
	≥RNI	12.2	8.7	15.5	10.6	8.4	14.9	16.9
维生素 B_2	＜EAR	90.2	88.2	92.0	79.9	89.6	91.2	93.8
	EAR~RNI	5.1	5.9	4.3	9.6	5.3	4.7	3.4
	≥RNI	4.8	5.9	3.7	10.5	5.1	4.2	2.7
维生素 C	＜EAR	67.7	66.0	69.4	62.3	66.6	69.2	69.9
	EAR~RNI	9.2	9.5	8.9	9.6	9.5	8.9	8.8
	≥RNI	23.1	24.5	21.7	28.1	23.9	21.9	21.3

注：营养素 EAR 和 RNI 来源于《中国居民膳食营养素参考摄入量》2013 版。

（三）膳食构成

1. 能量的食物来源

我国城乡居民能量的主要食物来源中，谷类食物占 53.1%，动物性食物占 15.0%，食用油占 17.3%。城市居民和农村居民的结构有明显差异，城市居民能量来源于谷类的比例较低，来源于动物性食物和油脂类的比例较高。与 2002 年相比，城乡居民谷类食物提供的能量减少，动物性食物提供能量的比例增加（表 2-18 和表 2-19）。

2. 蛋白质的食物来源

我国城乡居民摄入的膳食蛋白质中，有 47.3% 来源于粮谷类食物，5.4% 来源于大豆类食物，30.7% 来源于动物性食物，16.6% 来源于其他食物。其中城市居民摄入的蛋白质中有 39.7% 来源于粮谷类食物，42.5% 来源于大豆类和动物性食物；农村居民摄入的蛋白质中有 54.6% 来源于粮谷类食物，29.9% 来源于大豆类和动物性食物。贫困农村地区居民摄入的蛋白质中，来源于大豆类和动物性食物的占 23.7%（表 2-18 和表 2-19）。与 2002 年相比，我国平均来源于动物性食物和大豆类食物的蛋白质比例增加了 4.8 个百分点，其中农村居民增加了 2.7 个百分点（表 2-18 和表 2-19）。

3. 脂肪的食物来源

我国城乡居民中来源于动物性食物的脂肪占膳食脂肪总量的 35.9%，来源于植物性食物的脂肪占 64.1%。城市居民来源于动物性食物的脂肪占膳食脂肪总量的 34.3%，农村居民该比例为 37.4%；大城市居民该比例最高，达到 38.2%。与 2002 年相比，来源于动物性食物的脂肪所占比例减少 3.3 个百分点（表 2-18 和表 2-19）。

4. 能量的营养素来源

我国城乡居民蛋白质提供的能量比例为 12.1%，其中城市居民为 12.9%，农村居民为 11.2%。脂肪提供的能量比例为 32.9%，其中城市居民为 36.1%，农村居民为 29.7%。全国城乡平均膳食脂肪供能比已经超过合理范围的高限（30%）。与 2002 年相比，我国平均脂肪提供能量的比例增加了 3.3 个百分点，其中城市居民增加了 1.1 个百分点，农村居民增加了 2.2 个百分点（表 2-18 和表 2-19）。

表 2-18　中国不同地区居民的膳食构成（%）

	合计	城市小计	农村小计	大城市	中小城市	普通农村	贫困农村
能量的食物来源							
谷类	53.1	47.1	58.8	42.0	48.0	56.8	63.2
大豆类	1.8	2.1	1.4	2.3	2.1	1.5	1.2
薯类杂豆类	2.0	1.8	2.1	1.9	1.7	1.9	2.6
动物性食物	15.0	17.6	12.5	21.3	17.0	13.8	9.6
食用油	17.3	18.5	16.1	16.7	18.8	16.2	15.9
糖	0.4	0.5	0.2	0.7	0.5	0.3	1.0
酒	0.6	0.6	0.5	0.5	0.6	0.6	0.5
其他	9.8	11.8	8.4	14.6	11.3	8.9	6.0
能量的营养素来源							
碳水化合物	55.0	51.0	59.1	48.8	51.4	57.6	62.1
蛋白质	12.1	12.9	11.2	14.0	12.7	11.5	10.6
脂肪	32.9	36.1	29.7	37.2	35.9	30.9	27.3
蛋白质的食物来源							
谷类	47.3	39.7	54.6	32.3	40.9	51.1	62.5
大豆类	5.4	6.3	4.5	6.3	6.3	4.6	4.1
动物性食物	30.7	36.2	25.4	42.4	35.2	27.9	19.6
其他	16.6	17.8	15.5	19.0	17.6	16.4	13.8
脂肪的食物来源							
动物性食物	35.9	34.3	37.4	38.2	33.7	37.9	36.2
植物性食物	64.1	65.7	62.6	61.8	66.3	62.1	63.8

表 2-19　2010—2012 年和 2002 年中国城乡居民的膳食构成变化（%）

	合计		城市小计		农村小计	
	2010—2012	2002	2010—2012	2002	2010—2012	2002
能量的食物来源						
谷类	53.1	57.9	47.1	48.5	58.8	61.5
大豆类	1.8	2.0	2.1	2.1	1.4	1.9
薯类杂豆类	2.0	2.6	1.8	2.0	2.1	2.9
动物性食物	15.0	12.6	17.6	17.6	12.5	10.7
食用油	17.3	16.1	18.5	17.9	16.1	15.4
糖	0.4	0.1	0.5	0.1	0.2	0.1
酒	0.6	0.6	0.6	0.6	0.5	0.6
其他	9.8	8.1	11.8	11.2	8.4	6.9
能量的营养素来源						
碳水化合物	55.0	58.6	51.0	51.9	59.1	61.2
蛋白质	12.1	11.8	12.9	13.1	11.2	11.3
脂肪	32.9	29.6	36.1	35.0	29.7	27.5
蛋白质的食物来源						
谷类	47.3	52.0	39.7	40.6	54.6	56.5
大豆类	5.4	6.2	6.3	6.3	4.5	6.2
动物性食物	30.7	25.1	36.2	35.8	25.4	21.0
其他	16.6	16.7	17.8	17.3	15.5	16.3
脂肪的食物来源						
动物性食物	35.9	39.2	34.3	36.2	37.4	40.4
植物性食物	64.1	60.8	65.7	63.8	62.6	59.6

（四）人群食物消费模式

采用"食物频率法"收集 78 373 名居民的食物摄入信息。其中男性 35 087 人（44.8%），女性 43 286 人（55.2%）；大城市居民占 23.4%，中小城市居民占 28.1%，普通农村居民占 30.0%，贫困农村居民占 18.5%。

1. 米面、杂粮及薯类摄入频率

我国居民米面杂粮摄入仍以大米和小麦为主，55.5% 的 18 岁及以上成年居民和 48.5% 的 6~17 岁儿童少年摄入频率达到每天 3 次及以上。此频率在普通农村最高，其次为中小城市和贫困农村，而大城市最低。同时，有 1.6% 的成年居民和 2.5% 的儿童少年米面杂粮摄入频率不足每天 1 次。我国居民薯类的摄入频率比较低，仅有 15.3%

的成人和 15.8％的儿童少年达到每周 4 次及以上,农村高于城市。与 2002 年相比,米、面的摄入频率略有下降,而杂粮的摄入频率有所上升,薯类摄入频率变化不大（表 2-20 至表 2-22）。

2. 蔬菜、菌藻摄入频率

我国有 32.9％的 18 岁及以上成年居民和 32.2％的 6～17 岁儿童少年能够每天摄入 3 次以上蔬菜、菌藻,这个比例从大城市、中小城市、普通农村到贫困农村逐步降低。有 11.6％的成年居民和 13.2％的儿童少年蔬菜、菌藻的摄入频率达不到每天 1 次,此比例在贫困农村儿童少年中最高,达到 21.6％。与 2002 年相比,无论是农村还是城市,每天摄入新鲜蔬菜不足 1 次的比例均有所上升（表 2-20 至表 2-22）。

3. 水果摄入频率

我国不同年龄段居民的水果摄入频率差别较大,合计有 6.1％的 18 岁及以上成年居民和 40.7％的 6～17 岁儿童少年能够每天摄入 1 次及以上新鲜水果,呈现从大城市、中小城市、普通农村到贫困农村逐步降低的趋势。与 2002 年相比,我国居民水果摄入频率变化不大（表 2-20 至表 2-22）。

4. 畜禽肉、蛋类和水产品摄入频率

我国居民摄入的动物性食品中,以畜禽肉摄入频率最高,蛋类居中,鱼虾类最低,均呈现从大城市、中小城市、普通农村到贫困农村逐步降低的趋势。成年居民摄入频率低于儿童少年。达到每天摄入畜禽肉类 1 次及以上的成年居民和儿童少年分别占 40.2％和 53.8％,大城市儿童少年达到此频率者高达 73.4％,而贫困农村成人仅 21.1％。全国合计有 25.8％的成年居民和 31.3％儿童少年蛋类摄入频率达到每天 1 次及以上;而在贫困农村地区,有 27.4％的成年居民每周摄入频率不到 1 次。仅 48.9％的成年居民和 57.9％的儿童少年每周摄入鱼虾类的频率达到 1 次及以上。与 2002 年相比,畜禽肉、蛋类和水产品总体摄入频率呈增加的趋势（表 2-20 至表 2-22）。

5. 豆类和坚果类摄入频率

我国 17.4％的 18 岁及以上居民和 24.8％的 6～17 岁儿童少年豆类及其制品摄入频率达到每天 1 次及以上。坚果的摄入频率达到每周 4 次及以上的成年居民占 8.8％,儿童少年占 10.4％。豆类及其制品和坚果的摄入频率都呈现从大城市、中小城市、普通农村到贫困农村依次降低的趋势。与 2002 年相比,豆类及其制品和坚果的摄入频率都呈增加的趋势（表 2-20 至表 2-22）。

6. 乳及乳制品摄入频率

我国居民乳及乳制品摄入频率呈现从大城市、中小城市、普通农村到贫困农村逐步降低的趋势。成年居民摄入频率低于儿童少年,仅 13.7％的成年居民和 39.2％的儿童少年乳及乳制品摄入频率达到每天 1 次及以上。与 2002 年相比,乳及乳制品的摄入频率略有增加（表 2-20 至表 2-22）。

表 2-20　中国不同地区 18 岁及以上居民各类食物摄入频率的分布（%）

	频率	合计	城市小计	农村小计	大城市	中小城市	普通农村	贫困农村
米面、杂粮	≥3 次/天	55.5	48.9	62.1	42.1	54.4	68.6	51.8
	2 次/天	33.8	36.3	31.3	41.7	32.0	24.8	41.7
	1 次/天	9.0	12.3	5.7	14.7	10.3	5.8	5.7
	<1 次/天	1.6	2.5	0.9	1.3	3.3	0.9	0.9
薯类	≥1 次/天	9.9	6.0	13.8	5.4	6.4	7.9	23.2
	4~6 次/周	5.4	5.1	5.7	5.0	5.1	5.0	6.7
	1~3 次/周	38.6	44.4	32.8	50.2	39.7	33.6	31.7
	1 次/月 ~ 1 次/周*	24.7	25.1	24.3	23.7	26.2	27.8	18.7
	<1 次/月	21.4	19.5	23.4	15.7	22.5	25.7	19.7
蔬菜、菌藻	≥3 次/天	32.9	39.0	26.7	46.3	33.1	27.3	25.7
	2 次/天	26.9	27.1	26.8	27.8	26.5	25.9	28.2
	1 次/天	28.6	25.3	31.9	21.2	28.6	31.8	32.0
	<1 次/天	11.6	8.6	14.6	4.6	11.9	15.0	14.0
水果	≥1 次/天	6.1	10.1	2.1	10.4	9.8	2.9	0.8
	4~6 次/周	11.0	16.5	5.4	20.6	13.3	7.4	2.2
	1~3 次/周	31.8	39.1	24.4	44.9	34.5	29.7	16.0
	1 次/月 ~ 1 次/周*	28.7	23.4	34.0	18.7	27.2	35.4	31.8
	<1 次/月	22.4	10.8	34.0	5.5	15.1	24.5	49.1
禽畜、肉类	≥3 次/天	2.6	3.3	2.0	3.9	2.8	2.5	1.1
	2 次/天	8.6	10.8	6.2	12.4	9.6	8.0	3.5
	1 次/天	29.0	35.0	23.0	42.5	29.0	27.1	16.5
	4~6 次/周	21.2	22.3	20.2	22.6	22.0	20.5	19.8
	1~3 次/周	26.8	22.1	31.5	15.1	27.6	28.9	35.7
	<1 次/周	11.7	6.6	17.1	3.5	9.0	13.1	23.3
蛋类	≥1 次/天	25.8	34.4	17.2	45.3	25.7	18.7	14.6
	4~6 次/周	12.7	14.4	10.9	14.7	14.2	11.7	9.7
	1~3 次/周	43.7	38.9	48.6	32.2	44.3	48.7	48.4
	<1 次/周	17.7	12.3	23.4	7.9	15.8	20.8	27.4
鱼虾类	≥1 次/天	6.1	10.1	2.1	10.4	9.8	2.9	0.8
	4~6 次/周	11.0	16.5	5.4	20.6	13.3	7.4	2.2
	1~3 次/周	31.8	39.1	24.4	44.9	34.5	29.7	16.0
	1 次/月 ~ 1 次/周*	28.7	23.4	34.0	18.7	27.2	35.4	31.8
	<1 次/月	22.4	10.8	34.0	5.5	15.1	24.5	49.1

续表

	频率	合计	城市小计	农村小计	大城市	中小城市	普通农村	贫困农村
乳及	≥1次/天	13.7	22.3	5.0	33.3	13.4	5.6	4.2
乳制品	4~6次/周	6.1	9.0	3.1	11.9	6.7	3.2	2.9
	1~3次/周	16.0	18.8	13.2	20.1	17.7	13.0	13.6
	1次/月~1次/周*	10.3	8.2	12.4	6.6	9.4	12.4	12.4
	<1次/月	53.9	41.8	66.3	28.1	52.8	65.8	67.0
豆类及	≥1次/天	17.4	25.7	8.9	34.6	18.5	8.4	9.7
其制品	4~6次/周	21.2	26.8	15.5	30.0	24.1	15.7	15.2
	1~3次/周	37.5	33.8	41.3	28.3	38.2	44.9	35.6
	<1次/周	24.0	13.8	34.3	7.1	19.2	30.9	39.5
坚果	≥1次/天	4.5	6.7	2.3	9.3	4.6	2.8	1.7
	4~6次/周	4.3	5.8	2.8	7.6	4.4	3.0	2.5
	1~3次/周	24.6	28.0	21.3	30.3	26.1	24.1	16.8
	1次/月~1次/周*	28.7	27.3	30.2	26.0	28.3	31.4	28.2
	<1次/月	37.8	32.3	43.4	26.8	36.6	38.7	50.9

注:* 不含1次/周。

表 2-21　中国不同地区 6~17 岁居民各类食物摄入频率的分布（%）

	频率	合计	城市小计	农村小计	大城市	中小城市	普通农村	贫困农村
米面、杂粮	≥3次/天	48.5	43.5	54.0	39.5	47.0	58.0	47.4
	2次/天	38.6	41.1	35.9	45.5	37.4	32.2	42.1
	1次/天	10.3	12.1	8.3	12.6	11.8	8.0	8.7
	<1次/天	2.5	3.2	1.8	2.5	3.8	1.8	1.8
薯类	≥1次/天	10.1	8.3	12.1	8.0	8.6	8.3	18.4
	4~6次/周	5.7	5.3	6.1	5.6	5.1	3.9	9.8
	1~3次/周	44.0	46.7	40.9	49.2	44.5	42.3	38.7
	1次/月~1次/周*	20.1	19.7	20.4	19.8	19.7	23.9	14.7
	<1次/月	20.2	19.9	20.4	17.4	22.1	21.7	18.4
蔬菜、菌藻	≥3次/天	32.2	38.1	25.7	44.1	33.1	26.2	25.1
	2次/天	24.2	25.6	22.7	24.8	26.3	23.4	21.5
	1次/天	30.4	26.5	34.7	25.4	27.4	36.5	31.7
	<1次/天	13.2	9.8	16.8	5.8	13.2	13.9	21.6
水果	≥1次/天	40.7	52.5	27.6	57.9	48.0	33.9	17.4

	频率	合计	城市小计	农村小计	大城市	中小城市	普通农村	贫困农村
	4～6 次/周	30.3	28.9	32.0	29.4	28.4	34.6	27.7
	1～3 次/周	22.8	15.3	31.2	10.9	19.0	26.3	39.2
	<1 次/周	6.1	3.3	9.2	1.8	4.5	5.3	15.7
禽畜	≥3 次/天	6.5	9.2	3.5	11.7	7.1	4.6	1.5
肉类	2 次/天	12.2	15.7	8.4	18.7	13.1	9.2	6.9
	1 次/天	35.1	40.1	.6	43.0	37.7	33.3	23.4
	4～6 次/周	24.6	21.2	28.4	18.4	23.5	28.9	27.7
	1～3 次/周	16.9	11.2	23.2	6.8	14.8	19.1	30.1
	<1 次/周	4.7	2.8	6.9	1.4	3.9	4.9	10.3
蛋类	≥1 次/天	31.3	37.6	24.2	44.7	31.6	28.2	17.6
	4～6 次/周	16.4	19.1	13.4	18.0	20.1	15.1	10.5
	1～3 次/周	39.9	33.7	46.7	29.0	37.7	45.1	49.4
	<1 次/周	12.5	9.5	15.7	8.3	10.6	11.6	22.5
鱼虾类	≥1 次/天	8.7	12.8	4.2	14.4	11.4	5.8	1.5
	4～6 次/周	13.9	19.0	8.2	22.9	15.7	11.5	2.6
	1～3 次/周	35.3	40.3	29.7	42.2	38.8	35.3	20.4
	1 次/月 ～ 1 次/周*	25.5	19.9	31.6	15.1	24.0	31.3	32.1
	<1 次/月	16.7	8.0	26.4	5.4	10.1	16.1	43.4
乳及	≥1 次/天	39.2	52.3	24.6	63.0	43.3	29.4	16.7
乳制品	4～6 次/周*	17.3	18.8	15.7	17.1	20.3	18.7	10.9
	1～3 次/周	24.5	17.9	31.9	13.7	21.3	30.1	34.8
	1 次/月 ～ 1 次/周*	8.4	4.5	12.8	2.8	6.0	10.8	16.0
	<1 次/月	10.6	6.5	15.0	3.4	9.1	11.1	21.6
豆类及	≥1 次/天	24.8	32.1	16.7	38.1	27.0	18.7	13.5
其制品	4～6 次/周	27.3	30.3	23.9	30.3	30.4	25.5	21.4
	1～3 次/周	34.2	29.1	39.9	25.2	32.2	40.1	39.7
	<1 次/周	13.7	8.5	19.4	6.4	10.3	15.7	25.5
坚果	≥1 次/天	4.7	6.1	3.2	6.9	5.4	3.4	2.9
	4～6 次/周	5.7	7.6	3.7	8.5	6.8	4.2	2.9
	1～3 次/周	29.6	34.0	24.7	36.3	32.1	28.4	18.6
	1 次/月 ～ 1 次/周*	29.7	27.9	31.7	25.8	29.7	32.8	29.9
	<1 次/月	30.2	24.4	36.6	22.5	26.1	31.1	45.7

注：* 不含 1 次/周。

表 2-22 2010—2012 年和 2002 年中国城乡居民食物摄入频率分布的比较（%）

食物	频率	合计		城市小计		农村小计	
		2010—2012	2002	2010—2012	2002	2010—2012	2002
大米类	≥2 次/天	57.3	63.0	58.3	64.2	56.2	62.6
	1 次/天	15.6	12.6	18.7	18.7	12.6	10.0
	1~6 次/周	19.9	18.8	19.5	13.5	20.4	21.0
	<1 次/周	7.2	5.6	3.5	3.4	10.9	6.5
面粉类	≥2 次/天	20.5	26.9	11.9	21.2	29.3	29.2
	1 次/天	27.1	18.1	32.7	28.2	21.5	13.9
	1~6 次/周	33.9	26.5	41.3	35.1	26.4	22.9
	<1 次/周	18.4	16.1	14.1	8.7	22.9	19.1
杂粮类	≥1 次/周	44.9	31.9	52.0	37.3	37.5	29.7
	<1 次/周	55.2	68.1	48.0	62.7	62.4	70.3
薯类	≥1 次/周	54.7	53.6	56.0	61.3	53.3	50.3
	<1 次/周	45.3	46.4	44.0	38.8	46.7	49.7
鱼、禽、肉、蛋类	≥1 次/天	70.9	49.4	82.6	76.4	59.0	38.1
	1~6 次/周	27.2	46.0	16.5	21.9	38.2	56.0
	<1 次/周	1.9	4.6	0.9	1.7	2.8	5.8
乳类	≥1 次/天	16.7	10.7	25.8	24.1	7.4	5.1
	1~6 次/周	25.1	9.7	29.5	20.6	20.6	5.2
	<1 次/周	58.2	79.6	44.7	55.3	71.9	89.7
新鲜蔬菜	≥1 次/天	82.0	86.2	84.2	89.0	79.8	85.1
	<1 次/天	18.0	13.8	15.8	11.0	20.3	15.0
水果	≥1 次/天	27.8	26.0	37.6	45.7	17.9	17.7
	1~6 次/周	58.9	47.5	54.0	42.2	64.0	49.7
	<1 次/周	13.3	26.5	8.5	12.1	18.1	32.6
豆类及其制品	≥1 次/天	18.7	12.8	26.8	19.9	10.4	9.8
	1~6 次/周	59.0	62.3	60.2	64.3	57.7	61.5
	<1 次/周	22.4	24.9	13.1	15.7	31.9	28.7
坚果	≥1 次/周	34.5	16.6	41.6	24.8	27.3	13.2
	<1 次/周	65.5	83.4	58.5	75.3	72.7	86.9
饮料	≥1 次/周	59.2	14.2	65.2	24.7	52.9	9.8
	<1 次/周	40.8	85.8	34.8	75.3	47.1	90.2

7. 常见饮料摄入频率

我国 6～17 岁儿童少年饮料摄入比较普遍，达到每天 1 次及以上的比例为 18.3%；其中碳酸饮料摄入频率相对较高，达到每周 1 次及以上的儿童少年为 37.8%，其次是配置型乳饮料和果蔬汁饮料。各种饮料的摄入频率均呈现从大城市、中小城市、普通农村到贫困农村逐步降低的趋势（表 2-23）。

表 2-23　中国不同地区 6～17 岁居民主要饮料摄入频率的分布（%）

	频率	合计	城市小计	农村小计	大城市	中小城市	普通农村	贫困农村
饮料	≥1 次/天	18.3	23.9	12.0	23.9	19.3	14.0	8.6
	4～6 次/周	19.7	23.1	15.9	25.3	21.3	19.7	9.7
	1～3 次/周	33.9	32.2	35.9	30.4	33.6	36.8	34.3
	<1 次/周	28.1	20.8	36.3	14.8	25.8	29.5	47.4
碳酸饮料	≥1 次/天	3.1	4.2	1.9	5.6	3.0	2.2	1.3
	4～6 次/周	1.9	2.4	1.3	2.9	2.0	1.7	0.7
	1～3 次/周	32.8	36.1	29.0	40.3	32.6	33.0	22.5
	<1 次/周	62.2	57.2	67.8	51.2	62.3	63.2	75.5
配置型乳饮料	≥1 次/天	1.6	2.1	1.1	2.4	1.8	1.4	0.7
	4～6 次/周	0.9	1.0	0.8	1.0	1.0	0.9	0.6
	1～3 次/周	24.8	26.7	22.6	28.4	25.4	25.8	17.3
	<1 次/周	72.7	70.2	75.5	68.2	71.9	71.9	81.4
果蔬汁饮料	≥1 次/天	1.5	2.3	0.8	3.0	1.7	1.0	0.4
	4～6 次/周	0.8	1.0	0.5	1.2	0.9	0.6	0.2
	1～3 次/周	20.5	25.3	15.2	29.1	22.1	18.4	10.0
	<1 次/周	77.2	71.4	83.5	66.7	75.4	80.0	89.4
茶饮料	≥1 次/天	2.1	3.1	0.9	3.8	2.5	1.1	0.7
	4～6 次/周	0.9	1.2	0.6	1.6	0.8	0.7	0.5
	1～3 次/周	15.2	19.5	10.4	23.6	16.1	13.0	6.0
	<1 次/周	81.8	76.2	88.1	71.0	80.5	85.2	92.8

8. 饮酒率和过量饮酒率

2010—2012 年共调查了 15 岁及以上居民 145 263 人。其中城市居民 72 550 人（男性 32 280 人，女性 40 270 人），占 49.9%；农村居民 72 713 人（男性 33 609 人，女性 39 104 人），占 50.1%。样本人群中 15～17 岁人群有 6581 人，18～44 岁人群有 47 810 人，45～59 岁人群有 49 970 人，60 岁及以上人群有 40 902 人。

（1）饮酒率

我国 15 岁及以上居民饮酒率为 34.3%，其中男性饮酒率为 54.6%，女性饮酒率为 13.3%。城市饮酒率为 34.1%，农村饮酒率为 34.4%（表 2-24）。

城市和农村男性饮酒率分别为 54.1% 和 55.0%，城市和农村女性饮酒率分别为 13.6% 和 12.9%。大城市饮酒率高于其他地区，男性饮酒率远高于女性。

我国 15～17 岁、18～44 岁、45～59 岁及 60 岁以上人群饮酒率依次为 14.6%、36.2%、38.6% 和 28.2%。男性依次为 19.6%、57.3%、61.9% 和 46.2%，女性依次为 9.0%、13.8%、14.4% 和 11.2%。45～59 岁人群饮酒率高于其他人群，其次为 18～44 岁人群（表 2-24）。

与 2002 年相比，2010—2012 年我国 15 岁及以上居民饮酒率上升 13.3%，不同性别、各地区、各年龄组较 2002 年都增加 10% 左右（表 2-25）。2010—2012 年饮酒者日均酒精摄入量为 28.1 g，比 2002 年增加 1.6 g。2010—2012 年居民饮酒率与饮酒者饮酒量均呈现出男性远高于女性，45～59 岁人群高于其他人群的特征。15～17 岁人群饮酒率较 2002 年增加 12.6%（表 2-25），其中 15～17 岁人群饮酒者饮酒量较 2002 年相比下降 0.7 g，男性下降 1.1 g，女性增加 0.6 g。青少年饮酒状况应引起注意。

（2）过量饮酒率

《中国居民膳食指南》（1997 年版）提出：饮酒者每日摄入酒精的限量为男性 25 g，女性 15 g；摄入量超过此限量即为过量饮酒。我国饮酒居民中，过量饮酒者合计达到 30.4%。其中男性过量饮酒率为 34.8%，女性为 11.7%；城市为 30.1%，农村为 30.8%（表 2-26）。

大城市、中小城市、普通农村、贫困农村过量饮酒率分别为 19.8%、32.2%、29.7% 和 33.2%。其中男性依次为 25.1%、36.5%、33.2% 和 38.7%，女性依次为 6.1%、12.5%、11.0% 和 14.8%（表 2-26）。可见，中小城市与贫困农村相对较高，男性远高于女性。

我国 15～17 岁、18～44 岁、45～59 岁及 60 岁以上人群过量饮酒率分别为 3.5%、24.1%、41.1% 和 41.0%。其中男性依次为 3.9%、27.9%、46.2% 和 46.0%，女性依次为 2.4%、7.0%、18.3% 和 21.0%（表 2-26）。

表 2-24　2010—2012 年全国居民饮酒率（%）

		合计		城市小计		农村小计		大城市		中小城市		普通农村		贫困农村	
		%	95%CI	%	95%CI	%	95%CI	%	95%CI	%	95%CI	%	95%CI	%	95%CI
合计	小计	34.3	32.2~36.4	34.1	32.0~36.3	34.4	30.8~38.1	39.5	34.7~44.3	33.2	30.9~35.5	34.2	31.2~37.2	35.0	25.3~44.8
	男	54.6	51.8~57.3	54.1	50.7~57.4	55.0	50.7~59.3	56.2	51.1~61.3	53.7	49.9~57.5	56.3	52.1~60.5	52.2	42.0~62.5
	女	13.3	11.2~15.4	13.6	11.5~15.8	12.9	9.2~16.5	22.3	17.6~27.0	12.2	10.0~14.4	11.2	8.7~13.7	16.7	7.1~26.4
15~17 岁	小计	14.6	11.9~17.3	14.1	10.3~17.8	15.1	11.2~18.9	13.4	9.5~17.2	14.2	9.9~18.4	15.6	11.5~19.7	14.0	5.7~22.4
	男	19.6	16.0~23.1	18.2	13.4~23.0	20.7	15.7~25.8	17.7	12.8~22.6	18.2	12.8~23.7	21.6	15.9~27.4	18.9	9.1~28.7
	女	9.0	6.8~11.1	9.4	6.3~12.5	8.6	5.5~11.7	8.5	4.5~12.5	9.5	6.1~13.0	8.6	5.6~11.6	8.5	1.5~15.6
18~44 岁	小计	36.2	33.7~38.6	35.9	33.3~38.5	36.4	32.3~40.4	44.3	37.2~51.5	34.7	32.1~37.2	36.4	32.8~40.0	36.3	26.1~46.5
	男	57.3	54.1~60.5	56.4	52.5~60.2	58.2	53.3~63.1	59.7	51.9~67.4	55.9	51.6~60.1	59.9	55.2~64.6	54.6	43.2~65.9
	女	13.8	11.4~16.2	14.5	11.6~17.4	13.1	9.3~17.0	27.8	21.0~34.5	12.6	9.9~15.3	11.6	8.4~14.7	16.6	7.1~26.2
45~59 岁	小计	38.6	36.4~40.7	38.4	36.1~40.6	38.8	35.0~42.6	41.9	39.0~44.8	37.7	35.0~40.3	37.9	34.9~40.9	40.9	30.3~51.5
	男	61.9	59.2~64.7	61.5	57.9~65.1	62.4	58.2~66.7	61.3	57.6~65.1	61.5	57.3~65.8	63.0	58.7~67.3	61.1	50.9~71.3
	女	14.4	12.1~16.7	14.6	12.4~16.8	14.1	9.9~18.4	21.9	18.9~24.8	13.1	10.7~15.6	12.0	9.3~14.6	19.6	8.0~31.2
≥60 岁	小计	28.2	25.9~30.5	27.6	25.4~29.8	28.8	24.8~32.9	29.4	27.0~31.8	27.3	24.7~29.9	27.8	24.1~31.6	31.1	21.4~40.9
	男	46.2	43.2~49.1	45.9	42.8~48.9	46.4	41.3~51.6	47.5	44.7~50.2	45.6	42.0~49.1	46.7	40.7~52.7	45.9	36.0~55.8
	女	11.2	9.0~13.3	10.5	8.7~12.4	11.8	7.9~15.8	13.2	11.1~15.3	10.0	7.8~12.1	9.7	7.4~12.1	16.8	6.6~27.1

注：CI，置信区间。

表 2-25　2010—2012 年与 2002 年全国居民饮酒率比较（%）

	合计		城市小计		农村小计	
	2010—2012	2002	2010—2012	2002	2010—2012	2002
合计	34.3	21.0	34.1	20.9	34.4	21.1
男	54.6	39.6	54.1	40.6	55.0	39.1
女	13.3	4.5	13.6	4.4	12.9	4.6
15～17 岁						
小计	14.6	2.0	14.1	1.8	15.1	2.0
男	19.6	3.3	18.2	3.3	20.7	3.3
女	9.0	0.5	9.4	0.4	8.6	0.5
18～44 岁						
小计	36.2	23.3	35.9	24.4	36.4	22.9
男	57.3	44.8	56.4	47.4	58.2	43.7
女	13.8	4.4	14.5	4.9	13.1	4.2
45～59 岁						
小计	38.6	26.4	38.4	25.2	38.8	26.8
男	61.9	48.3	61.5	48.6	62.4	48.2
女	14.4	6.6	14.6	6.0	14.1	6.9
≥60 岁						
小计	28.2	20.5	27.6	17.5	28.8	21.6
男	46.2	34.5	45.9	30.7	46.4	36.0
女	11.2	6.1	10.5	4.4	11.8	6.7

（五）母乳喂养状况

1. 样本情况

分析 0～6 月龄的婴儿 4634 名。其中男孩 2375 名，女孩 2259 名；城市 2433 名，农村 2201 名。分析 4 月龄以内的婴儿 2648 名。其中男孩 1350 名，女孩 1298 名；城市 1326 名，农村 1322 名。

2. 母乳喂养率

2013 年，中国 6 个月内婴儿的纯母乳喂养率为 20.8%，城市、农村分别为 19.6% 和 22.3%，城市低于农村。6 个月内婴儿的基本纯母乳喂养率为 48.3%，城市、农村分别为 43.0% 和 54.1%，城市低于农村（图 2-1 和表 2-27）。

与 2002 年相比，4 个月内婴儿的基本纯母乳喂养率由 71.6% 下降到 56.5%，下降了 15.1 个百分点（图 2-2 和表 2-28）。

表 2-26　2010—2012 年全国居民饮酒者的过量饮酒率 (%)

	合计		城市小计		农村小计		大城市		中小城市		普通农村		贫困农村	
	%	95%CI	%	95%CI	%	95%CI	%	95%CI	%	95%CI	%	95%CI	%	95%CI
合计	30.4	26.6~34.3	30.1	23.8~36.4	30.8	26.2~35.3	19.8	16.0~23.6	32.2	24.9~39.4	29.7	23.4~35.9	33.2	27.9~38.4
男	34.8	30.7~38.9	34.8	28.2~41.4	34.8	29.9~39.8	25.1	21.0~29.2	36.5	29.0~44.0	33.2	26.6~39.8	38.7	33.7~43.7
女	11.7	9.3~14.2	11.0	7.4~14.6	12.5	9.0~16.0	6.1	4.4~7.8	12.5	7.9~17.1	11.0	8.0~14.1	14.8	6.6~23.0
15~17 岁														
小计	3.5	1.8~5.1	2.9	0.0~5.9	3.9	2.0~5.8	3.3	0.0~7.8	2.9	0.0~6.2	3.1	1.3~5.0	5.5	0.7~10.4
男	3.9	1.7~6.0	3.5	0.0~7.6	4.1	1.8~6.4	2.6	0.0~7.5	3.7	0.0~8.3	2.5	0.6~4.5	7.7	1.6~13.9
女	2.4	0.6~4.2	1.6	0.0~3.9	3.2	0.5~5.8	5.1	0.0~14.6	1.1	0.0~3.4	4.8	1.2~8.4	0.0	0.0~0.0
18~44 岁														
小计	24.1	20.4~27.8	22.7	16.3~29.1	25.3	21.1~29.5	13.4	10.7~16.0	24.4	17.1~31.8	23.1	17.7~28.5	30.1	25.8~34.3
男	27.9	23.8~32.1	26.8	19.8~33.9	28.9	24.1~33.7	17.3	14.4~20.3	28.4	20.4~36.3	26.1	20.2~32.0	35.6	30.3~40.9
女	7.0	5.4~8.6	5.7	4.0~7.5	8.3	5.6~10.9	4.0	2.7~5.4	6.3	4.0~8.5	6.8	4.4~9.1	10.5	4.2~16.8
45~59 岁														
小计	41.1	37.0~45.2	41.5	35.3~47.7	40.6	35.3~45.7	29.7	25.6~33.8	44.1	37.1~51.1	40.7	34.3~47.1	40.3	32.0~48.5
男	46.2	42.1~50.3	46.7	40.6~52.8	45.6	40.3~50.8	36.8	32.5~41.1	48.7	41.8~55.7	45.5	38.7~52.4	45.6	39.1~52.2
女	18.3	14.3~22.2	18.7	12.9~24.5	17.7	12.7~22.7	9.1	6.1~12.1	21.9	14.7~29.1	14.4	9.7~19.1	22.7	10.6~34.7
≥60 岁														
小计	41.0	36.2~45.7	39.0	31.7~46.4	42.9	36.8~49.1	22.3	18.6~26.0	42.6	34.1~51.0	44.5	37.6~51.3	39.8	29.8~49.7
男	46.0	41.4~50.6	44.0	36.6~51.5	48.1	42.8~53.3	26.5	22.3~30.7	47.5	39.0~56.0	48.6	41.8~55.4	46.8	40.5~53.1
女	21.0	15.4~26.6	18.5	10.9~26.1	23.4	14.4~32.3	8.7	5.5~11.8	21.1	11.8~30.4	25.1	17.9~32.4	21.1	4.6~37.5

注：CI，置信区间。

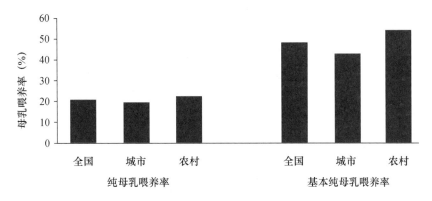

图 2-1　2013 年中国城乡 6 个月内婴儿母乳喂养率的比较

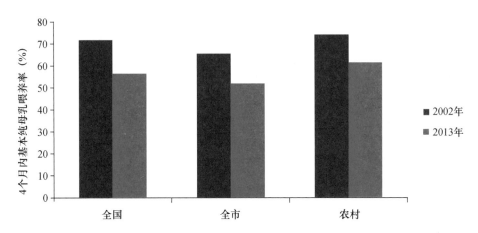

图 2-2　2002 年和 2013 年中国城乡 4 个月内婴儿的基本纯母乳喂养率比较

表 2-27　2013 年中国 6 个月内婴儿母乳喂养率（%）

	纯母乳喂养率			基本纯母乳喂养率		
	全国合计	城市小计	农村小计	全国合计	城市小计	农村小计
男	20.9	18.4	23.6	47.6	42.3	53.4
女	20.8	20.8	20.9	48.9	43.7	54.8
合计	20.8	19.6	22.3	48.3	43.0	54.1

表 2-28　2002 年和 2013 年中国 4 个月内婴儿基本纯母乳喂养率比较（%）

	2013 年			2002 年		
	全国合计	城市小计	农村小计	全国合计	城市小计	农村小计
男	54.8	51.0	58.5	71.8	64.9	74.8
女	58.2	52.9	64.0	71.4	66.1	73.9
合计	56.5	51.9	61.1	71.6	65.5	74.4

（六）小结

在过去 10 年间，我国城乡居民膳食营养状况总体趋于稳定，能量需要已经得到满足，粮谷类食物和蔬菜摄入量基本稳定。猪肉摄入量增加明显，尤其是农村居民，猪肉摄入量增加了 27％。农村居民来源于大豆和动物性食物的优质蛋白质比例明显增加。农村居民水果摄入量有所增加。无论是城市还是农村，盐的摄入量均有所减少。大城市居民食用油的摄入量明显减少，已经低于中小城市的水平。

膳食结构不合理的问题仍普遍存在。大豆类食物和奶类消费率及人均消费量较低，且没有增加的趋势；动物性食物中猪肉的比例较高，且仍在增加，牛羊肉和禽肉类所占比例减少。全国城乡平均膳食脂肪供能比已经超过 30％，大城市和中小城市均已超过了 35％。膳食中维生素 A、维生素 C、钙的摄入量继续呈下降趋势，摄入不足的问题越发严重。

2010—2012 年，城市居民谷薯类摄入除杂粮摄入频率有所增加外，大米、小麦及薯类摄入频率均有所下降；蔬菜、水果摄入频率也有所下降；鱼禽肉蛋、乳及乳制品、豆类及其制品的摄入频率较 2002 年均有所增加；儿童少年的饮料摄入频率则大幅上升。农村居民谷薯类摄入除大米摄入频率有所下降外，小麦、杂粮、薯类摄入频率均有所上升；蔬菜摄入频率略有下降；鱼禽肉蛋、乳及乳制品摄入频率尽管有所增加，但是仍处于较低水平；水果摄入频率基本相当；饮料摄入频率同样出现较大幅度增加。

三、体格与营养状况

（一）体格测量均值及变化

1. 身高、体重样本情况

本报告分析身高、体重、BMI 指标的 6 岁以上居民有效人数为 156 639 人（男性 70 814 人，女性 85 825 人，不包含孕妇），其中 6～17 岁 36 058 人，18 岁及以上 120 581 人。城市 78 306 人（男性 34 539 人，女性 43 767 人），其中 6～17 岁 17 939 人，18 岁及以上 60 367 人。农村 78 333 人（男性 36 275 人，女性 42 058 人），其中 6～17 岁 18 119 人，18 岁及以上 60 214 人。

6 岁以下儿童中，身高/身长和体重数据有效者 32 861 人。其中男孩 16 880 人，女孩 15 981 人；城市 16 301 人，农村 16 560 人。0～5、6～11、12～23、24～35、36～47、48～59、60～71 月龄儿童样本分别为 4246 人、4515 人、5512 人、4719 人、4947 人、4900 人和 4022 人。

2. 6 岁以下儿童身高/身长、体重均值及其变化

6 岁以下儿童按月龄分组的平均身高/身长见表 2-28，平均体重见表 2-29。与 1992 年和 2002 年相比，中国城乡 6 岁以下儿童各月龄组的平均身高/身长、体重均有所增长，农村增长幅度高于城市，男孩增长幅度高于女孩（表 2-30 和表 2-31）。

表 2-28 中国不同地区 6 岁以下儿童平均身高/身长（cm）

月龄组	全国合计 $\bar{x}$	SE	城市小计 $\bar{x}$	SE	农村小计 $\bar{x}$	SE	大城市 $\bar{x}$	SE	中小城市 $\bar{x}$	SE	普通农村 $\bar{x}$	SE	贫困农村 $\bar{x}$	SE
0～5 月龄														
男	68.9	0.3	69.2	0.3	68.7	0.5	69.6	0.2	69.1	0.3	68.9	0.7	68.1	0.5
女	67.8	0.3	68.3	0.4	67.5	0.2	68.3	0.3	68.3	0.5	67.9	0.3	66.9	0.3
6～11 月龄														
男	76.0	0.3	76.0	0.3	76.0	0.5	77.5	0.5	75.8	0.3	76.5	0.7	75.0	0.4
女	75.3	0.2	75.1	0.3	75.5	0.2	75.9	0.5	75.0	0.3	75.6	0.3	75.4	0.4
12～23 月龄														
男	86.3	0.3	87.3	0.7	85.8	0.4	87.0	1.1	87.4	0.7	86.4	0.2	84.1	0.7
女	84.7	0.7	85.2	0.6	84.3	1.2	87.6	1.2	85.1	0.6	85.3	1.0	82.1	1.9
24～35 月龄														
男	90.9	0.5	92.2	0.5	89.8	0.6	92.2	0.3	92.2	0.6	90.6	0.6	88.4	1.2
女	89.9	0.4	91.1	0.5	88.8	0.5	91.8	0.5	91.0	0.6	89.7	0.4	87.0	0.9
36～47 月龄														
男	98.5	0.4	99.7	0.6	97.6	0.5	100.6	0.3	99.6	0.7	98.5	0.5	95.6	0.9
女	97.7	0.3	98.7	0.4	96.9	0.4	99.8	0.5	98.5	0.5	97.9	0.5	95.0	0.7
48～59 月龄														
男	105.8	0.4	106.8	0.5	104.9	0.7	107.8	0.5	106.7	0.6	106.3	0.6	102.2	0.8
女	104.9	0.4	105.7	0.4	104.2	0.7	106.6	0.4	105.6	0.5	105.9	0.6	100.9	0.6
60～71 月龄														
男	112.2	0.5	113.9	0.6	110.8	0.7	114.4	0.5	113.9	0.7	112.1	1.0	108.1	0.9
女	110.9	0.5	112.7	0.6	109.5	0.8	113.6	0.6	112.6	0.7	110.9	0.9	106.7	0.8

注：SE，标准误。

表 2-29　中国不同地区 6 岁以下儿童平均体重（kg）

月龄组	全国合计 $\bar{x}$	SE	城市小计 $\bar{x}$	SE	农村小计 $\bar{x}$	SE	大城市 $\bar{x}$	SE	中小城市 $\bar{x}$	SE	普通农村 $\bar{x}$	SE	贫困农村 $\bar{x}$	SE
0～5 月龄														
男	8.8	0.1	9.0	0.1	8.7	0.1	9.0	0.2	9.0	0.2	8.8	0.1	8.3	0.2
女	8.2	0.1	8.3	0.1	8.1	0.1	8.2	0.1	8.3	0.2	8.4	0.1	7.8	0.3
6～11 月龄														
男	10.4	0.1	10.5	0.2	10.4	0.2	10.8	0.3	10.4	0.2	10.8	0.2	9.5	0.3
女	9.9	0.1	9.8	0.1	9.9	0.2	9.8	0.2	9.8	0.2	10.2	0.1	9.3	0.1
11～23 月龄														
男	12.7	0.1	13.2	0.3	12.5	0.2	12.5	0.3	13.2	0.3	12.6	0.2	12.0	0.1
女	11.8	0.2	11.8	0.1	11.8	0.4	12.5	0.4	11.8	0.1	12.2	0.4	10.9	0.4
24～35 月龄														
男	13.7	0.2	14.0	0.2	13.5	0.2	14.0	0.1	14.0	0.3	13.8	0.3	13.0	0.4
女	13.2	0.2	13.5	0.3	12.9	0.2	13.7	0.3	13.5	0.3	13.1	0.2	12.5	0.3
36～47 月龄														
男	15.8	0.2	16.1	0.3	15.5	0.2	16.2	0.1	16.1	0.3	15.7	0.2	15.1	0.3
女	15.3	0.1	15.5	0.2	15.0	0.2	15.7	0.1	15.5	0.3	15.2	0.2	14.7	0.3
48～59 月龄														
男	17.9	0.2	18.3	0.3	17.5	0.2	18.7	0.2	18.3	0.3	17.9	0.2	16.8	0.4
女	17.2	0.2	17.6	0.3	16.9	0.2	17.6	0.2	17.6	0.3	17.4	0.2	16.0	0.2
60～71 月龄														
男	20.2	0.2	20.9	0.3	19.6	0.3	20.9	0.3	20.9	0.4	19.9	0.4	18.9	0.5
女	19.4	0.3	20.1	0.5	18.8	0.4	19.9	0.3	20.1	0.5	19.2	0.5	18.0	0.4

注：SE，标准误。

表 2-30　2013 年、2002 年和 1992 年中国 2～5 岁儿童身高变化（cm）

月龄组	城市小计			农村小计		
	2013	2002	1992	2013	2002	1992
24～35 月龄						
男	92.2	90.1	87.6	89.8	87.6	85.5
女	91.1	89.0	88.2	88.8	86.2	84.7
36～47 月龄						
男	99.7	99.7	95.4	97.6	95.1	92.0
女	98.7	98.8	94.5	96.9	94.2	91.0
48～59 月龄						
男	106.8	106.0	102.4	104.9	101.8	98.5
女	105.7	105.0	99.9	104.2	101.0	97.4
60～71 月龄						
男	113.9	112.2	108.2	110.8	108.2	104.9
女	112.7	111.5	106.6	109.5	107.4	103.8

表 2-31　2013 年、2002 年和 1992 年中国 2～5 岁儿童体重变化（kg）

月龄组	城市小计			农村小计		
	2013	2002	1992	2013	2002	1992
24～35 月龄						
男	14.0	13.5	12.8	13.5	12.8	12.2
女	13.5	12.7	12.7	12.9	11.9	11.7
36～47 月龄						
男	16.1	16.0	14.7	15.5	14.3	13.8
女	15.5	15.4	14.5	15.0	13.8	13.2
48～59 月龄						
男	18.3	17.8	16.8	17.5	16.0	15.4
女	17.6	17.0	15.9	16.9	15.5	15.0
60～71 月龄						
男	20.9	19.7	18.6	19.6	17.7	17.1
女	20.1	19.0	17.7	18.8	17.1	16.6

3.6～17 岁儿童青少年身高、体重、体质指数均值及其变化

（1）身高

2010—2012 年，我国 6～17 岁男性和女性的平均身高分别为 149.6 cm 和 145.2 cm，城市男性和女性分别为 150.9 cm 和 146.4 cm，农村分别为 148.0 cm 和 144.0 cm。大城市和中小城市同性别、同年龄组平均身高无明显差异，但普通农村高于贫困农村，城市高于农村（表 2-32）。

表 2-32　中国儿童青少年年龄别平均身高（cm）

年龄(岁)	合计 男 x̄	SE	合计 女 x̄	SE	城市小计 男 x̄	SE	城市小计 女 x̄	SE	农村小计 男 x̄	SE	农村小计 女 x̄	SE	大城市 男 x̄	SE	大城市 女 x̄	SE	中小城市 男 x̄	SE	中小城市 女 x̄	SE	普通农村 男 x̄	SE	普通农村 女 x̄	SE	贫困农村 男 x̄	SE	贫困农村 女 x̄	SE
6~	120.1	0.3	119.0	0.3	122.1	0.5	120.6	0.5	118.4	0.5	117.5	0.5	122.3	0.8	120.9	0.8	122.0	0.5	120.6	0.5	119.2	0.6	117.9	0.6	116.8	0.7	116.7	0.8
7~	124.9	0.3	123.4	0.3	126.0	0.5	124.4	0.5	123.9	0.4	122.6	0.5	126.2	0.6	124.9	0.6	126.0	0.5	124.3	0.5	124.5	0.5	123.2	0.6	122.5	0.7	121.3	0.9
8~	130.0	0.3	129.2	0.3	131.4	0.4	130.5	0.5	128.7	0.4	128.0	0.4	132.0	0.5	131.0	0.4	131.3	0.5	130.4	0.6	129.1	0.5	128.5	0.5	128.0	0.8	126.8	0.8
9~	134.6	0.6	134.5	0.3	136.1	0.6	136.0	0.5	133.3	1.0	133.1	0.5	136.7	0.7	137.5	0.7	136.0	0.7	135.7	0.5	134.7	0.6	133.7	0.7	130.6	2.7	132.1	0.8
10~	140.0	0.4	140.3	0.4	141.7	0.6	141.4	0.5	138.4	0.5	139.2	0.5	142.1	0.7	141.5	0.7	141.6	0.6	141.3	0.6	139.5	0.6	140.1	0.6	136.2	0.8	137.7	0.8
11~	145.7	0.4	146.5	0.4	147.5	0.6	148.5	0.5	144.0	0.6	144.4	0.5	147.7	0.8	148.5	0.7	147.4	0.7	148.5	0.6	145.3	0.7	146.0	0.5	141.6	0.8	141.4	0.8
12~	151.4	0.5	151.3	0.5	153.3	0.7	152.8	0.7	149.6	0.6	149.8	0.6	154.7	0.8	153.7	0.7	153.1	0.8	152.6	0.8	150.5	0.7	151.2	0.7	147.8	1.1	147.1	0.9
13~	157.9	0.6	155.1	0.4	160.0	0.8	156.6	0.5	155.9	0.7	153.5	0.5	161.1	0.9	157.0	0.7	159.8	0.9	156.5	0.6	157.6	0.9	154.9	0.6	152.6	1.0	150.9	0.8
14~	163.4	0.5	157.3	0.3	165.6	0.7	158.6	0.5	161.3	0.6	156.0	0.4	167.1	0.6	159.3	0.6	165.4	0.8	158.5	0.6	163.2	0.7	157.0	0.4	157.7	1.1	154.1	0.8
15~	166.3	0.4	157.7	0.3	167.7	0.6	158.8	0.4	165.2	0.6	156.9	0.3	169.8	0.6	160.0	0.5	167.4	0.6	158.7	0.5	166.7	0.8	157.6	0.4	162.2	0.9	155.4	0.5
16~	168.3	0.4	158.5	0.3	170.1	0.6	159.6	0.5	166.8	0.6	157.5	0.4	171.5	0.8	160.4	0.4	169.9	0.7	159.5	0.5	168.2	0.8	158.1	0.5	163.9	0.9	156.4	0.7
17~	169.5	0.4	158.7	0.3	171.0	0.7	159.3	0.4	168.3	0.4	158.1	0.4	171.7	0.9	160.6	0.6	170.9	0.7	159.2	0.4	169.2	0.5	158.5	0.4	166.5	0.8	157.3	0.7

注：SE，标准误。

与 1992 年、2002 年相比，我国城乡 6～17 岁儿童青少年男性和女性平均身高均呈增加趋势，农村增长幅度高于城市。其中 15 岁以内男性身高增长幅度较大，14 岁以内女性增长幅度较大（图 2-3 至图 2-6）。

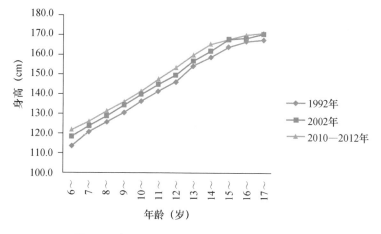

图 2-3 中国城市儿童青少年身高变化（男性）

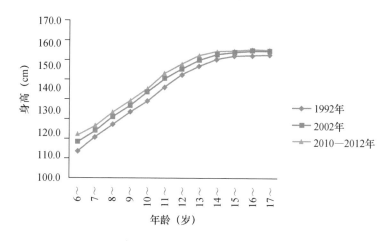

图 2-4 中国城市儿童青少年身高变化（女性）

（2）体重

2010—2012 年，我国 6～17 岁男性和女性的平均体重分别为 43.2 kg 和 39.8 kg，城市男性和女性分别为 44.9 kg 和 40.7 kg，农村分别为 41.7 kg 和 39.0 kg。我国城乡 6～17 岁儿童青少年各年龄组男性平均体重均高于女性，尤其 13 岁以后差距加大，其中贫困农村 14 岁以后差距加大。大城市同性别、同年龄组的平均体重高于中小城市，普通农村高于贫困农村，城市高于农村（表 2-33）。

与 1992 年、2002 年相比，我国城乡 6～17 岁儿童青少年男性和女性平均体重均呈增加趋势，农村增长幅度高于城市。城市男性 10 岁以后体重增长幅度较大，增加值为

2.5～6.8 kg，女性平均体重增长幅度较大的年龄组主要在 11～14 岁，增加值为 3.0～
3.4 kg。农村 6～17 岁男性体重最少增加 3.0 kg，女性以 6～15 岁年龄组增加显著，增
加值为 2.9～5.2 kg（图 2-7 至图 2-10）。

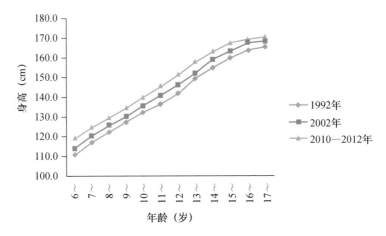

图 2-5　中国农村儿童青少年身高变化（男性）

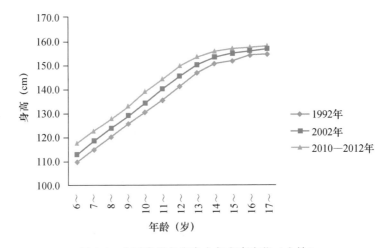

图 2-6　中国农村儿童青少年身高变化（女性）

表 2-33　中国儿童青少年年龄别平均体重 (kg)

年龄(岁)	合计 男 $\bar{x}$	合计 男 SE	合计 女 $\bar{x}$	合计 女 SE	城市小计 男 $\bar{x}$	城市小计 男 SE	城市小计 女 $\bar{x}$	城市小计 女 SE	大城市 男 $\bar{x}$	大城市 男 SE	大城市 女 $\bar{x}$	大城市 女 SE	中小城市 男 $\bar{x}$	中小城市 男 SE	中小城市 女 $\bar{x}$	中小城市 女 SE	农村小计 男 $\bar{x}$	农村小计 男 SE	农村小计 女 $\bar{x}$	农村小计 女 SE	普通农村 男 $\bar{x}$	普通农村 男 SE	普通农村 女 $\bar{x}$	普通农村 女 SE	贫困农村 男 $\bar{x}$	贫困农村 男 SE	贫困农村 女 $\bar{x}$	贫困农村 女 SE
6~	23.4	0.3	22.4	0.2	24.6	0.4	23.3	0.3	25.3	0.5	24.0	0.6	24.5	0.5	23.2	0.3	22.4	0.3	21.6	0.3	22.7	0.5	21.7	0.3	21.6	0.5	21.4	0.5
7~	25.5	0.3	24.1	0.2	26.2	0.4	24.5	0.3	26.8	0.5	25.4	0.4	26.1	0.5	24.4	0.3	24.9	0.3	23.7	0.3	25.1	0.4	23.9	0.4	24.3	0.6	23.2	0.6
8~	28.5	0.3	27.3	0.3	29.7	0.5	28.0	0.5	30.7	0.5	28.1	0.4	29.6	0.5	28.0	0.5	27.4	0.4	26.6	0.4	27.7	0.5	27.0	0.5	26.9	0.7	25.8	0.6
9~	31.9	0.4	30.2	0.3	33.1	0.5	31.4	0.5	33.5	0.6	32.5	0.4	33.1	0.6	31.2	0.6	30.8	0.7	29.0	0.4	30.8	0.6	29.2	0.5	30.7	1.6	28.6	0.7
10~	35.6	0.4	33.8	0.3	37.3	0.6	34.5	0.5	38.5	0.8	35.3	0.6	37.1	0.7	34.4	0.6	34.0	0.5	33.1	0.5	34.8	0.7	33.8	0.5	32.5	0.7	31.8	0.8
11~	39.8	0.5	38.2	0.4	41.8	0.7	40.1	0.5	43.3	1.0	41.2	0.8	41.6	0.8	39.9	0.6	37.8	0.6	36.3	0.5	39.1	0.8	37.5	0.6	35.4	0.8	34.1	0.7
12~	43.5	0.6	42.5	0.5	45.2	1.0	43.9	0.7	47.3	0.9	45.4	0.8	44.9	1.1	43.6	0.8	41.8	0.6	41.0	0.6	42.8	0.8	42.0	0.7	39.8	1.0	39.2	1.1
13~	48.4	0.6	46.2	0.4	50.6	1.0	47.5	0.6	52.4	1.2	48.3	0.7	50.3	1.2	47.4	0.7	46.3	0.8	44.8	0.5	47.7	1.0	45.5	0.7	43.5	1.0	43.4	0.8
14~	53.4	0.7	49.1	0.3	56.2	1.1	50.5	0.5	57.3	0.8	50.2	0.6	56.1	1.3	50.6	0.6	50.7	0.6	47.7	0.4	52.2	0.8	48.4	0.5	47.8	1.0	46.3	0.6
15~	55.7	0.6	50.7	0.4	57.7	0.9	51.5	0.7	61.5	0.9	51.9	0.7	57.2	1.1	51.5	0.8	54.0	0.7	50.0	0.5	55.8	1.0	51.0	0.6	50.5	1.0	48.2	0.5
16~	58.1	0.6	51.8	0.3	60.4	0.9	52.9	0.6	63.2	1.1	53.7	0.7	60.0	1.0	52.8	0.6	56.3	0.7	50.8	0.4	57.9	1.0	51.2	0.5	53.0	0.9	50.1	0.7
17~	59.7	0.6	52.1	0.3	61.7	1.0	52.7	0.5	63.5	1.1	53.8	0.6	61.5	1.2	52.6	0.6	58.0	0.6	51.6	0.5	59.0	0.8	51.8	0.6	56.1	0.7	51.2	0.6

注：SE，标准误。

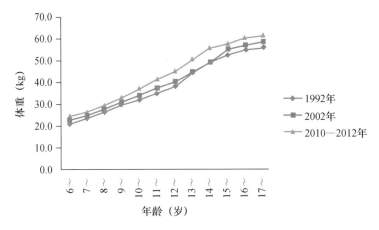

图 2-7　中国城市儿童青少年体重变化（男性）

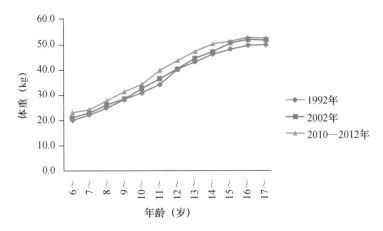

图 2-8　中国城市儿童青少年体重变化（女性）

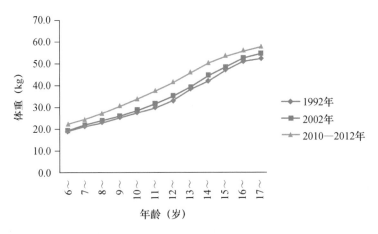

图 2-9　中国农村儿童青少年体重变化（男性）

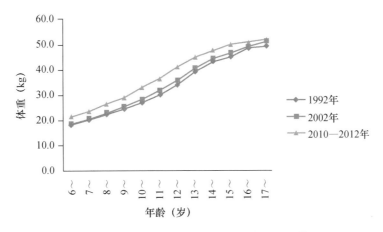

图 2-10　中国农村儿童青少年体重变化（女性）

（3）体质指数

2010—2012 年，我国 6～17 岁男性和女性的平均体质指数分别为 18.7 kg/m² 和 18.3 kg/m²，城市男性和女性分别为 19.0 kg/m² 和 18.4 kg/m²，农村分别为 18.4 kg/m² 和 18.2 kg/m²。2010—2012 年我国城市 6～17 岁男性中，仅 15 岁组的平均体质指数与女性相同，其余各年龄组均高于女性，差值为 0.1～1.3。大城市 6～17 岁男性的体质指数除 9 岁组外，其他各年龄组均高于中小城市同年龄组男性；大城市 6～17 岁女性体质指数除 8、14、15 岁组外，其他各年龄组均高于中小城市同年龄组女性（表 2-34）。

与 2002 年相比，我国城乡 6～17 岁儿童青少年体质指数均呈增加趋势，农村增长幅度高于城市。城乡 9 岁及以上个年龄组男性体质指数的增加幅度均高于同地区女性（图 2-11 至图 2-14）。

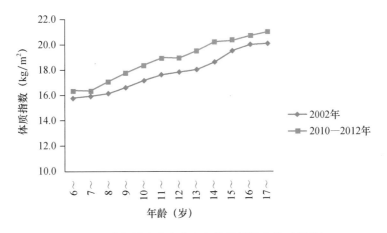

图 2-11　中国城市儿童青少年体质指数变化（男性）

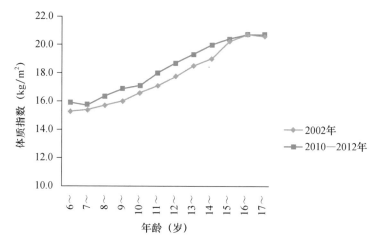

图 2-12   中国城市儿童青少年体质指数变化（女性）

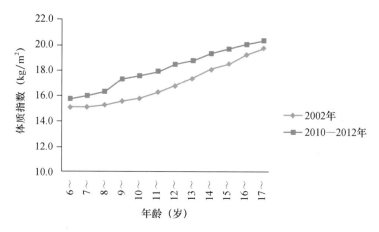

图 2-13   中国农村儿童青少年体质指数变化（男性）

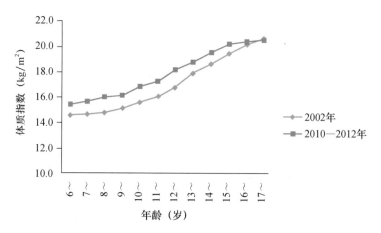

图 2-14   中国农村儿童青少年体质指数变化（女性）

表 2-34　中国儿童青少年年龄别平均 BMI （kg/m²）

年龄(岁)	合计				城市小计				农村小计				大城市				中小城市				普通农村				贫困农村			
	男		女		男		女		男		女		男		女		男		女		男		女		男		女	
	$\bar{x}$	SE	$\bar{x}$	SE	$\bar{x}$	SE	$\bar{x}$	SE	$\bar{x}$	SE	$\bar{x}$	SE	$\bar{x}$	SE	$\bar{x}$	SE	$\bar{x}$	SE	$\bar{x}$	SE	$\bar{x}$	SE	$\bar{x}$	SE	$\bar{x}$	SE	$\bar{x}$	SE
6~	16.1	0.1	15.7	0.1	16.4	0.2	15.9	0.2	15.8	0.2	15.5	0.1	16.9	0.4	16.4	0.5	16.3	0.2	15.9	0.2	15.9	0.2	15.5	0.1	15.8	0.2	15.6	0.3
7~	16.2	0.1	15.7	0.1	16.4	0.2	15.8	0.1	16.1	0.1	15.7	0.1	16.7	0.2	16.3	0.3	16.3	0.2	15.7	0.1	16.1	0.2	15.7	0.2	16.1	0.3	15.7	0.3
8~	16.7	0.1	16.2	0.1	17.1	0.3	16.3	0.2	16.4	0.1	16.1	0.2	17.5	0.2	16.3	0.1	17.1	0.3	16.3	0.2	16.5	0.2	16.2	0.2	16.3	0.2	16.0	0.3
9~	17.6	0.3	16.6	0.1	17.8	0.2	16.9	0.2	17.4	0.4	16.2	0.1	17.8	0.2	17.0	0.2	17.8	0.3	16.8	0.3	16.8	0.2	16.2	0.2	18.3	1.2	16.3	0.3
10~	18.0	0.1	17.0	0.1	18.4	0.2	17.1	0.1	17.6	0.2	16.9	0.1	18.8	0.2	17.5	0.2	18.3	0.2	17.1	0.2	17.7	0.3	17.1	0.2	17.4	0.3	16.6	0.3
11~	18.5	0.1	17.6	0.1	19.0	0.2	18.0	0.2	18.0	0.2	17.3	0.1	19.6	0.3	18.5	0.2	18.9	0.2	17.9	0.2	18.3	0.3	17.4	0.2	17.5	0.3	17.0	0.2
12~	18.7	0.2	18.4	0.1	19.0	0.2	18.7	0.2	18.5	0.2	18.2	0.2	19.6	0.2	19.1	0.2	18.9	0.3	18.6	0.2	18.7	0.2	18.3	0.2	18.1	0.3	18.0	0.4
13~	19.2	0.1	19.1	0.1	19.5	0.2	19.3	0.2	18.8	0.2	18.9	0.2	20.0	0.3	19.5	0.2	19.4	0.3	19.2	0.2	19.0	0.2	18.9	0.2	18.6	0.3	19.0	0.3
14~	19.8	0.2	19.8	0.1	20.3	0.3	20.0	0.2	19.4	0.2	19.6	0.1	20.4	0.2	19.7	0.2	20.3	0.3	20.1	0.2	19.5	0.2	19.6	0.2	19.1	0.3	19.5	0.2
15~	20.0	0.2	20.4	0.1	20.4	0.2	20.4	0.2	19.7	0.2	20.3	0.2	21.2	0.2	20.3	0.2	20.3	0.3	20.4	0.2	20.0	0.3	20.5	0.2	19.1	0.2	19.9	0.2
16~	20.4	0.1	20.6	0.1	20.8	0.2	20.7	0.2	20.1	0.2	20.5	0.2	21.4	0.3	20.8	0.2	20.7	0.2	20.7	0.2	20.4	0.2	20.5	0.2	19.6	0.2	20.5	0.3
17~	20.7	0.1	20.7	0.1	21.1	0.2	20.7	0.1	20.4	0.2	20.6	0.1	21.5	0.2	20.9	0.2	21.0	0.3	20.7	0.2	20.6	0.2	20.6	0.2	20.2	0.2	20.7	0.2

注：SE，标准误。

4. 成年居民身高、体重、体质指数

（1）身高

2010—2012 年，我国成年男性和女性的平均身高分别为 167.1 cm 和 155.8 cm，其中城市成年男性和女性的平均身高分别为 168.0 cm 和 156.7 cm，农村成年男性和女性的平均身高分别为 166.2 cm 和 154.9 cm，同地区、同年龄组男性身高高于女性。大城市成年居民的身高在各年龄组均不同程度地高于中小城市，其中大城市和中小城市成年男性居民的平均身高分别为 168.7 cm 和 167.8 cm，女性居民的平均身高分别为 157.2 cm 和 156.6 cm。普通农村成年男性的平均身高略高于贫困农村，分别为 166.4 cm 和 165.6 cm；女性无差异，均为 154.9 cm。城市成年居民的身高在各年龄组均不同程度地高于农村（表 2-35）。

表 2-35　中国不同地区成年居民的平均身高（cm）

	合计	城市小计	农村小计	大城市	中小城市	普通农村	贫困农村
合计	161.6	162.4	160.7	163.1	162.3	160.9	160.5
男	167.1	168.0	166.2	168.7	167.8	166.4	165.6
女	155.8	156.7	154.9	157.2	156.6	154.9	154.9
青年（18～44 岁）							
小计	163.1	163.9	162.3	164.5	163.8	162.4	161.9
男	168.5	169.4	167.6	169.9	169.3	167.9	166.8
女	157.2	158.0	156.4	158.5	158.0	156.4	156.3
中年（45～59 岁）							
小计	160.9	161.8	159.8	162.8	161.6	159.9	159.6
男	166.1	167.1	165.0	168.3	166.9	165.2	164.6
女	155.4	156.3	154.3	157.2	156.1	154.3	154.3
老年（≥60 岁）							
小计	157.6	158.6	156.5	159.8	158.3	156.6	156.4
男	163.5	164.5	162.3	166.1	164.2	162.4	162.1
女	152.0	153.0	150.9	154.1	152.8	151.0	150.7

与 2002 年相比，我国成年男性和女性的平均身高略有增加。其中城市男性和女性的身高基本未变，农村男性和女性的身高均增加 0.5 cm。18～44 岁和 45～59 岁组男性均增加 1.0 cm，女性分别增加 0.8 cm 和 1.3 cm，其中以农村 18～44 岁组居民增长幅度最大，男性和女性分别增加 0.8 cm 和 0.7 cm（表 2-36）。

表 2-36　2010—2012 年和 2002 年中国成年居民平均身高变化（cm）

	合计		城市小计		农村小计	
	2010—2012	2002	2010—2012	2002	2010—2012	2002
合计	161.6	160.9	162.4	162.6	160.7	160.2
男	167.1	166.5	168.0	168.3	166.2	165.7
女	155.8	155.1	156.7	156.7	154.9	154.4
青年（18～44 岁）						
小计	163.1	162.3	163.9	162.3	162.3	160.4
男	168.5	167.5	169.4	169.0	167.6	166.8
女	157.2	156.4	158.0	157.9	156.4	155.7
中年（45～59 岁）						
小计	160.9	159.2	161.8	160.6	159.8	158.7
男	166.1	165.1	167.1	166.9	165.0	164.4
女	155.4	154.1	156.3	155.6	154.3	153.6
老年（≥60 岁）						
小计	157.6	156.8	158.6	158.6	156.5	156.2
男	163.5	162.8	164.5	164.8	162.3	162.1
女	152.0	150.8	153.0	152.6	150.9	150.1

（2）体重

2010—2012 年，我国成年男性和女性的平均体重分别为 66.2 kg 和 57.3 kg，其中城市成年男性和女性的平均体重分别为 68.0 kg 和 58.2 kg，农村成年男性和女性的平均体重分别为 64.3 kg 和 56.3 kg，同地区、同年龄组男性体重高于女性。总体上，男性和女性体重按照大城市、中小城市、普通农村、贫困农村的顺序依次下降；男性体重随着年龄增长呈下降趋势，女性体重则以 45～59 岁组最高。其中男性体重最重者为大城市 45～59 岁组（70.2 kg），体重最轻者为贫困农村 60 岁及以上组（59.3 kg）；女性体重最重者为大城市 45～59 岁组（60.7 kg），体重最轻者为贫困农村 60 岁及以上组（52.6 kg）（表 2-37）。

与 2002 年相比，我国城乡成年男性和女性居民平均体重均处于上升趋势，农村增加幅度高于城市（表 2-38）。

（3）体质指数

2010—2012 年，我国成年男性和女性的平均体质指数均为 23.6 kg/m²，其中城市成年男性和女性的平均体质指数分别为 24.1 kg/m² 和 23.7 kg/m²，农村成年男子和女性的平均体质指数分别为 23.2 kg/m² 和 23.4 kg/m²。大城市各年龄组男性居民的平均体质指数均高于中小城市；而在女性居民中，大城市 18～44 岁组和 45～59 岁组的体质指数均低于中小城市，60 岁及以上年龄组的体质指数均高于中小城市。普通农村男性和女性居民的平均体质指数均高于贫困农村。大城市和中小城市各年龄组成年男性体质指数均高于同年龄组普通农村和贫困农村男性，而 18～44 岁组大城市女性体质指数低于中小城市、普通农村和贫困农村，45～59 岁组大城市女性体质指数与中小城市、普通农村和贫困农村同年龄组成年女性无明显差异，60 岁及以上城市女性体质指数高于普通农村和贫困农村同年龄组女性（表 2-39）。

与 2002 年相比，我国男性和女性居民的体质指数均有所增加。其中男性 45～59 岁组涨幅最大，增加 1.2 kg/m2；女性以 60 岁及以上组涨幅最大，增加 1.1 kg/m2。农村居民体质指数涨幅高于城市居民。农村成年男性和女性的体质指数在各年龄组均有不同程度的增加（表 2-40）。

5. 小结

我国儿童青少年生长发育水平稳步提高。与 2002 年相比，城市男生身高平均增加 2.3 cm，女生增加 1.8 cm；农村男生身高平均增加 4.1 cm，女生增加 3.5 cm。城市男生体重平均增加 3.6 kg，女生增加 2.1 kg；农村男生体重平均增加 4.7 kg，女生增加 3.4 kg。

表 2-37　中国不同地区成年居民的平均体重（kg）

	合计	城市小计	农村小计	大城市	中小城市	普通农村	贫困农村
合计	61.8	63.2	60.4	63.9	63.0	60.9	59.5
男	66.2	68.0	64.3	69.4	67.8	65.0	62.8
女	57.3	58.2	56.3	58.2	58.2	56.5	55.9
青年（18～44 岁）							
小计	62.0	63.1	61.0	63.0	63.2	61.6	59.8
男	67.0	68.7	65.3	69.4	68.6	66.3	63.3
女	56.7	57.2	56.3	56.0	57.3	56.4	55.8
中年（45～59 岁）							
小计	63.1	64.5	61.5	65.5	64.3	61.7	60.9
男	66.6	68.5	64.4	70.2	68.1	64.8	63.4
女	59.5	60.4	58.4	60.7	60.4	58.4	58.3
老年（≥60 岁）							
小计	58.9	61.0	56.7	63.4	60.5	57.1	55.9
男	62.4	64.7	60.0	67.9	64.1	60.3	59.3
女	55.6	57.4	53.6	59.3	57.1	54.0	52.6

表 2-38　2010—2012 年和 2002 年中国成年居民平均体重变化 （kg）

	合计		城市小计		农村小计	
	2010—2012	2002	2010—2012	2002	2010—2012	2002
合计	61.8	58.7	63.2	61.6	60.4	57.5
男	66.2	62.7	68.0	66.4	64.3	61.2
女	57.3	54.4	58.2	56.4	56.3	53.6
青年（18～44 岁）						
小计	62.0	59.0	63.1	60.9	61.0	58.1
男	67.0	63.9	68.7	66.9	65.3	62.5
女	56.7	55.0	57.2	56.3	56.3	54.4
中年（45～59 岁）						
小计	63.1	59.4	64.5	63.1	61.5	58.0
男	66.6	62.7	68.5	67.3	64.4	61.0
女	59.5	56.6	60.4	59.9	58.4	55.4
老年（≥60 岁）						
小计	58.9	56.0	61.0	61.4	56.7	54.0
男	62.4	59.5	64.7	65.4	60.0	57.3
女	55.6	52.4	57.4	57.5	53.6	50.4

表 2-39　中国不同地区成年居民的平均体质指数 （kg/m²）

	合计	城市小计	农村小计	大城市	中小城市	普通农村	贫困农村
合计	23.6	23.9	23.3	24.0	23.9	23.5	23.0
男	23.6	24.1	23.2	24.4	24.0	23.4	22.8
女	23.6	23.7	23.4	23.6	23.7	23.5	23.2
青年（18～44 岁）							
小计	23.2	23.4	23.1	23.2	23.4	23.2	22.8
男	23.5	23.9	23.2	24.0	23.9	23.4	22.7
女	22.9	22.9	23.0	22.3	23.0	23.0	22.8
中年（45～59 岁）							
小计	24.3	24.6	24.0	24.6	24.6	24.1	23.9
男	24.1	24.5	23.6	24.8	24.4	23.7	23.3
女	24.6	24.7	24.5	24.5	24.7	24.5	24.4
老年（≥60 岁）							
小计	23.6	24.2	23.1	24.8	24.1	23.2	22.8
男	23.3	23.8	22.7	24.6	23.7	22.8	22.5
女	24.0	24.5	23.5	24.9	24.4	23.6	23.1

表 2-40   2010—2012 年和 2002 年中国成年居民平均体质指数变化（kg/m²）

	合计		城市小计		农村小计	
	2010—2012	2002	2010—2012	2002	2010—2012	2002
合计						
男	23.6	22.6	24.1	23.4	23.2	22.2
女	23.6	22.6	23.7	23.0	23.4	22.5
青年（18~44 岁）						
男	23.5	22.7	23.9	23.3	23.2	22.4
女	22.9	22.5	22.9	22.6	23.0	22.4
中年（45~59 岁）						
男	24.1	22.9	24.5	24.1	23.6	22.4
女	24.6	23.7	24.7	24.7	24.5	23.4
老年（≥60 岁）						
男	23.3	22.4	23.8	24.0	22.7	21.7
女	24.0	22.9	24.5	24.7	23.5	22.3

本次调查中 7~17 岁各年龄组身高略低于 2010 年我国学生体质与健康调研中同性别、同年龄组汉族学生，男性各年龄组平均差 1.4 cm，女性各年龄组平均差 0.7 cm。本次调查中 7~17 岁各年龄组男性体重比 2010 年我国学生体质与健康调研中同性别、同年龄组汉族学生平均低 0.5 kg，女性体重则比 2010 年我国学生体质与健康调研中同性别、同年龄组汉族学生平均高 0.4 kg。

与 2002 年相比，除个别年龄组外，我国城乡成年男性和女性居民平均身高、体重和体质指数均呈上升趋势，农村增加幅度高于城市。

（二）营养不良状况

1. 样本情况

2010—2012 年，我国 18 岁及以上成年人营养不良分析有效样本 120 581 人，其中男性 52 610 人，女性 67 971 人。城市 18 岁及以上成年人营养不良分析有效样本 60 367 人，其中男性 25 544 人，女性 34 823 人。农村 18 岁及以上成年人营养不良分析有效样本 60 214 人，其中男性 27 066 人，女性 33 148 人。

分析我国 6~17 岁儿童青少年营养不良状况的样本为 36 058 人。其中男性 18 204 人（50.5%），女性 17 854 人（49.5%）；6~11 岁 18 215 人，12~17 岁 17 843 人。城市 6~17 岁儿童青少年样本为 17 939 人，其中男性 8995 人（50.1%），女性 8944 人（49.9%）。农村 6~17 岁儿童青少年样本为 18 119 人，其中男性 9209 人（50.8%），女性 8910 人（49.2%）。

2013 年我国 0~5 岁儿童中，身高（长）和体重数据有效者 32 862 人。其中男孩 16 880 人，女孩 15 982 人；城市 16 302 人，农村 16 560 人。0~5、6~11、12~23、

24～35、36～47、48～59、60～71 月龄儿童样本分别为 4246 人、4515 人、5513 人、4719 人、4947 人、4900 人和 4022 人。

2. 0～5 岁儿童生长迟缓、低体重和消瘦率

2013 年中国 0～5 岁儿童生长迟缓率为 8.1%。其中男孩 8.7%，女孩 7.4%；城市 4.2%，农村 11.3%，农村高于城市。不同月龄组中，12～23、24～35 月龄组生长迟缓率最高。大城市、中小城市、普通农村、贫困农村的 0～5 岁儿童生长迟缓率依次增加，贫困农村最高（表 2-41）。

与 2002 年相比，2013 年 0～5 岁男孩和女孩的生长迟缓率无论是在全国水平还是在城乡水平，均呈下降趋势，全国平均下降了 8.2 个百分点，其中男孩和女孩分别下降了 8.4 和 8.0 个百分点，城乡分别下降了 3.0 和 12.5 个百分点。不同月龄组均可见到生长迟缓率较 2002 年有所下降，农村儿童的生长迟缓率始终高于城市儿童（表 2-42）。

2013 年中国 0～5 岁儿童低体重率为 2.5%。其中男孩 2.6%，女孩 2.4%，性别差异不大；城市 1.7%，农村 3.2%，农村高于城市。不同月龄组中，24～35、36～47、48～59、60～71 月龄组均处于较高水平。大城市、中小城市、普通农村、贫困农村的 0～5 岁儿童低体重率依次升高（表 2-43）。

与 2002 年相比，2013 年 0～5 岁男孩和女孩的低体重率无论是在全国水平还是在城乡水平，均呈下降趋势，全国平均下降了 3.2 个百分点，男孩和女孩分别下降 3.3 和 3.0 个百分点，城乡分别下降 0.5 和 5.3 个百分点，农村降幅显著。不同月龄组均可见到低体重率较 2002 年有所下降，农村儿童的低体重率始终高于城市儿童（表 2-44）。

2013 年中国 0～5 岁儿童消瘦率为 2.0%。其中男孩 2.0%，女孩 2.0%；城市 1.5%，农村 2.4%，农村略高于城市（表 2-45）。

与 2002 年相比，2013 年 0～5 岁男孩和女孩的消瘦率无论是在全国水平还是在城乡水平，改善趋势均不明显。不同月龄组比较发现，24 月龄以内儿童的消瘦率较 2002 年略有所改善，其他月龄组基本上没有变化，农村儿童的消瘦率始终高于城市儿童（表 2-46）。

3. 6～17 岁儿童青少年生长迟缓率和消瘦率

2010—2012 年，我国 6～17 岁儿童青少年的生长迟缓率均较低，平均为 3.2%。其中男孩为 3.6%，女孩为 2.8%，男孩略高于女孩；12～17 岁组的青少年生长迟缓率相对较高。城市和农村的生长迟缓率分别为 1.5% 和 4.7%，农村高于城市，且均为男孩高于女孩。大城市、中小城市、普通农村和贫困农村 6～17 岁儿童青少年的生长迟缓率依次升高，分别为 1.3%、1.6%、3.4% 和 7.4%，最高为贫困农村。除中小城市外，其他地区各年龄组女孩的生长迟缓率均低于男孩（表 2-47）。

2010—2012 年，我国 6～17 岁儿童青少年的消瘦率平均为 9.0%。其中男孩和女孩的消瘦率分别为 10.4% 和 7.3%，男孩高于女孩；6～11 岁、12～17 岁两年龄组差异不是很大。城市和农村 6～17 岁儿童青少年消瘦率分别为 7.8% 和 10.0%，农村高于城市；大城市、中小城市、普通农村和贫困农村消瘦率分别为 6.0%、8.1%、9.8% 和 10.7%，依次升高，以贫困农村为最高（表 2-48）。

表2-41 中国不同地区 0～5 岁儿童生长迟缓率 (%)

月龄	合计 %	95%CI	城市小计 %	95%CI	农村小计 %	95%CI	大城市 %	95%CI	中小城市 %	95%CI	普通农村 %	95%CI	贫困农村 %	95%CI
合计	8.1	5.7~10.5	4.2	2.5~6.0	11.3	7.3~15.2	2.7	1.7~3.7	4.4	2.4~6.5	7.5	4.9~10.1	19.0	9.0~29.0
男	8.7	5.9~11.5	4.4	2.4~6.4	12.1	7.6~16.6	3.3	1.9~4.8	4.6	2.3~6.9	8.5	4.8~12.2	19.5	8.2~30.8
女	7.4	5.3~9.5	4.0	2.5~5.5	10.2	6.8~13.7	2.0	1.3~2.6	4.3	2.5~6.0	6.2	4.7~7.7	18.4	10.0~26.8
0～5														
小计	5.3	3.8~6.9	2.7	2.0~3.4	7.5	4.9~10.1	3.5	1.0~6.1	2.6	1.8~3.4	6.6	2.8~10.4	9.4	5.9~12.8
男	6.1	3.9~8.2	3.7	2.6~4.7	8.1	4.2~12.0	4.0	0.2~7.9	3.6	2.5~4.7	7.4	1.7~13.0	9.5	4.4~14.7
女	4.5	3.0~6.0	1.6	2.6~4.7	6.8	4.6~9.1	3.0	1.2~4.7	1.4	0.2~2.5	5.8	2.7~8.8	9.1	5.0~13.3
6～11														
小计	4.9	3.0~6.8	2.5	0.9~4.2	6.8	3.8~9.9	0.9	0.0~1.8	2.7	0.8~4.6	6.5	2.5~10.5	7.5	2.4~12.6
男	6.3	3.1~9.5	3.4	0.8~5.9	8.5	3.4~13.7	1.0	0.0~2.4	3.6	0.6~6.6	8.8	1.5~16.0	8.0	2.0~14.1
女	3.3	2.1~4.4	1.6	0.5~2.7	4.7	2.8~6.6	0.8	0.0~1.8	1.7	0.4~3.0	3.6	2.0~5.2	6.9	1.8~12.0
12～23														
小计	9.9	6.8~13.0	6.1	4.3~8.0	13.1	8.0~18.1	3.6	2.2~5.1	6.5	4.3~8.6	9.0	5.7~12.3	21.4	9.9~33.0
男	11.9	7.8~16.1	6.7	5.1~8.3	16.2	9.7~22.7	4.8	2.4~7.2	6.9	5.1~8.8	11.7	5.4~18.0	25.5	11.6~39.4
女	7.5	4.9~10.1	5.5	3.0~8.0	9.2	4.8~13.7	2.3	1.2~3.4	5.9	3.1~8.8	5.7	3.1~8.3	16.4	7.2~25.7
24～35														
小计	9.3	5.6~12.9	4.1	2.1~6.2	13.5	7.5~19.4	2.5	0.7~4.3	4.4	2.0~6.8	8.5	6.2~10.7	23.7	9.3~38.2
男	9.8	5.6~14.1	4.2	1.7~6.7	14.4	7.6~21.2	3.8	1.0~6.5	4.3	1.4~7.2	9.0	5.6~12.5	25.3	9.6~41.1
女	8.6	5.5~11.6	4.0	2.1~5.9	12.4	7.3~17.4	1.0	0.0~2.0	4.4	2.2~6.7	7.8	6.4~9.2	21.8	9.1~34.6
36～47														
小计	8.5	5.9~11.1	4.8	2.2~7.4	11.6	7.4~15.8	2.2	0.7~3.7	5.2	2.2~8.3	7.9	5.1~10.7	19.2	8.4~30.0
男	8.3	5.6~11.0	4.9	1.5~8.3	11.2	7.1~15.3	3.6	1.2~6.1	5.1	1.1~9.1	8.2	5.1~11.3	17.2	6.0~28.4
女	8.7	6.0~11.4	4.7	2.5~7.0	12.1	7.5~16.7	0.5	0.0~1.2	5.3	2.7~7.9	7.5	4.8~10.1	21.7	10.5~32.9
48～59														
小计	7.2	4.8~9.7	3.7	1.9~5.4	10.1	5.8~14.3	1.4	0.5~2.3	4.0	2.0~6.0	5.4	3.0~7.8	19.4	9.6~29.3
男	7.3	4.6~10.0	3.5	1.1~5.9	10.3	5.5~15.1	1.4	0.0~3.0	3.8	1.0~6.5	5.7	2.9~8.6	19.5	7.8~31.2
女	7.2	4.8~9.5	3.9	2.2~5.6	9.8	5.9~13.7	1.5	0.2~2.8	4.2	2.2~6.2	5.0	2.7~7.4	19.3	11.2~27.5
60～71														
小计	8.2	5.2~11.2	3.8	1.5~6.0	11.8	6.8~16.9	4.2	1.9~6.6	3.7	1.0~6.4	7.5	0.9~14.1	20.7	12.1~29.3
男	8.1	4.3~12.0	3.6	0.7~6.5	11.8	5.5~18.2	3.6	1.9~5.2	3.6	0.2~7.0	8.1	0.0~17.1	19.4	10.0~28.8
女	8.2	5.8~10.7	3.9	1.9~5.9	11.8	7.7~15.9	5.0	1.3~8.7	3.8	1.5~6.1	6.7	2.7~10.7	22.2	13.8~30.6

注：CI，置信区间。

表 2-42　2002 年和 2013 年中国不同地区 0～5 岁儿童生长迟缓率比较（％）

月龄	2013			2002		
	合计	城市	农村	合计	城市	农村
合计	8.1	4.2	11.3	16.3	7.2	23.8
男	8.7	4.4	12.1	17.1	8.0	24.4
女	7.4	4.0	10.2	15.4	6.2	23.1
0～5						
小计	5.3	2.7	7.5	11.8	5.3	18.8
男	6.1	3.7	8.1	13.5	7.9	19.3
女	4.5	1.6	6.8	9.8	2.2	18.3
6～11						
小计	4.9	2.5	6.8	12.1	5.3	16.5
男	6.3	3.4	8.5	12.9	6.1	17.3
女	3.3	1.6	4.7	11.3	4.4	15.6
12～23						
小计	9.9	6.1	13.1	19.6	11.8	26.0
男	11.9	6.7	16.2	21.7	14.5	27.6
女	7.5	5.5	9.2	17.1	8.6	24.1
24～35						
小计	9.3	4.1	13.5	20.9	11.5	28.7
男	9.8	4.2	14.4	21.0	11.6	28.6
女	8.6	4.0	12.4	20.9	11.5	28.7
36～47						
小计	8.5	4.8	11.6	17.4	5.4	27.6
男	8.3	4.9	11.2	17.9	5.2	28.5
女	8.7	4.7	12.1	16.9	5.6	26.6
48～59						
小计	7.2	3.7	10.1	15.4	5.2	23.5
男	7.3	3.5	10.3	15.2	5.1	23.3
女	7.2	3.9	9.8	15.6	5.4	23.8
60～71						
小计	8.2	3.8	11.8	11.7	3.2	18.8
男	8.1	3.6	11.8	12.5	3.8	19.6
女	8.2	3.9	11.8	10.9	2.5	17.8

表 2-43 中国不同地区 0~5 岁儿童低体重率 (%)

		合计	城市小计		农村小计		大城市		中小城市		普通农村		贫困农村	
		%	95%CI	%	95%CI	%	95%CI	%	95%CI	%	95%CI	%	95%CI	%	95%CI
合计	合计	2.5	1.6~3.4	1.7	0.6~2.7	3.2	1.9~4.5	1.3	0.6~2.0	1.7	0.5~2.9	2.3	1.0~3.5	5.1	2.1~8.0
	男	2.6	1.6~3.5	1.6	0.6~2.7	3.3	1.8~4.7	1.3	0.6~2.0	1.7	0.5~2.9	2.3	1.0~3.6	5.3	1.9~8.7
	女	2.4	1.6~3.2	1.7	0.6~2.8	3.1	1.9~4.2	1.3	0.4~2.2	1.7	0.4~3.0	2.2	1.0~3.4	4.8	2.3~7.3
0~5	小计	1.7	1.0~2.4	0.9	0.2~1.5	2.4	1.3~3.5	1.7	0.1~3.4	0.7	0.0~1.5	1.6	0.7~2.5	4.8	2.3~7.3
	男	2.0	0.9~3.1	0.9	0.1~1.8	3.0	1.1~4.9	1.5	0.2~2.8	0.8	0.0~1.8	1.9	0.3~3.5	5.0	0.1~9.8
	女	1.3	0.6~2.0	0.8	0.1~1.5	1.7	0.6~2.8	2.0	0.0~4.1	0.6	0.0~1.4	1.3	0.3~2.3	2.6	0.0~5.5
6~11	小计	1.6	1.0~2.2	0.8	0.0~1.5	2.2	1.3~3.1	0.3	0.0~0.8	0.8	0.0~1.7	1.4	0.5~2.3	3.9	2.1~5.6
	男	2.2	1.2~3.2	1.4	0.0~2.9	2.9	1.5~4.3	0.1	0.0~0.4	1.5	0.0~3.3	1.8	0.5~3.1	5.3	2.3~8.3
	女	0.8	0.3~1.2	0.1	0.0~0.2	1.4	0.5~2.2	0.6	0.0~1.4	0.0	0.0~0.0	0.9	0.0~1.8	2.2	0.3~4.2
12~23	小计	1.9	1.0~2.7	1.1	0.7~1.5	2.4	0.9~4.0	1.6	0.9~2.4	1.1	0.6~1.5	0.7	0.0~1.4	6.0	2.9~9.1
	男	1.8	1.0~2.7	1.1	0.5~1.8	2.4	0.9~3.9	2.1	1.0~3.2	1.0	0.2~1.8	1.0	0.0~2.1	5.4	3.1~7.6
	女	1.9	0.8~3.0	1.1	0.4~1.9	2.5	0.5~4.5	1.1	0.3~1.8	1.1	0.3~2.0	0.4	0.0~0.8	6.8	1.6~11.9
24~35	小计	2.6	1.2~4.0	1.8	0.3~3.4	3.2	1.0~5.5	0.7	0.1~1.4	2.0	0.2~3.8	2.0	0.0~4.8	5.7	2.1~9.2
	男	2.8	1.1~4.4	2.2	0.4~4.0	3.3	0.7~5.9	1.1	0.0~2.3	2.3	0.2~4.4	2.0	0.0~5.0	6.0	1.8~10.3
	女	2.3	1.0~3.7	1.4	0.0~3.2	3.1	1.1~5.1	0.3	0.0~0.8	1.6	0.0~3.7	2.1	0.0~4.7	5.2	1.2~9.2
36~47	小计	2.8	1.8~3.8	1.9	0.4~3.5	3.5	2.2~4.8	1.3	0.5~2.1	2.0	0.2~3.9	2.8	1.1~4.5	4.9	3.2~6.7
	男	3.1	1.8~4.3	2.1	0.0~4.5	3.8	2.5~5.1	1.4	0.6~2.1	2.3	0.0~5.1	3.0	1.6~4.5	5.5	3.3~7.6
	女	2.5	1.5~3.4	1.7	0.5~2.8	3.1	1.6~4.6	1.2	0.0~2.4	1.7	0.3~3.1	2.6	0.5~4.7	4.3	2.4~6.2
48~59	小计	2.9	1.8~4.1	1.8	0.2~3.4	3.8	2.3~5.4	0.6	0.0~1.4	2.0	0.1~3.8	3.1	1.5~4.8	5.2	1.5~9.0
	男	2.5	1.3~3.8	1.0	0.1~1.9	3.8	1.7~5.9	0.6	0.0~1.3	1.0	0.0~2.1	3.0	0.7~5.2	5.4	0.3~10.5
	女	3.4	2.1~4.7	2.7	0.2~5.3	3.9	2.7~5.0	0.7	0.0~1.7	3.0	0.0~6.1	3.3	2.1~4.5	5.0	2.1~8.0
60~71	小计	3.2	1.7~4.6	2.4	0.7~4.0	3.8	1.5~6.1	2.6	0.1~5.1	2.3	0.4~4.3	3.4	1.0~5.8	4.6	0.0~10.5
	男	2.9	1.4~4.4	2.2	0.6~3.7	3.5	1.1~6.0	2.6	0.1~5.1	2.2	0.4~4.0	3.1	0.4~5.8	4.4	0.0~10.4
	女	3.4	1.8~5.1	2.6	0.5~4.8	4.1	1.6~6.6	3.7	0.0~7.4	2.5	0.0~4.9	3.8	1.0~6.5	4.8	0.0~10.8

注：CI，置信区间。

表 2-44　2002 年和 2013 年中国不同地区 0～5 岁儿童低体重率比较（%）

月龄	2013			2002		
	合计	城市	农村	合计	城市	农村
合计	2.5	1.7	3.2	5.7	2.2	8.5
男	2.6	1.6	3.3	5.9	2.7	8.4
女	2.4	1.7	3.1	5.4	1.7	8.6
0～5						
小计	1.7	0.9	2.4	3.8	2.9	4.8
男	2.0	0.9	3.0	4.9	4.1	5.7
女	1.3	0.8	1.7	2.5	1.5	3.7
6～11						
小计	1.6	0.8	2.2	3.5	2.6	4.1
男	2.2	1.4	2.9	3.9	3.1	4.4
女	0.8	0.1	1.4	3.0	2.0	3.7
12～23						
小计	1.9	1.1	2.4	4.4	2.6	5.9
男	1.8	1.1	2.4	4.8	3.0	6.2
女	1.9	1.1	2.5	4.0	2.2	5.5
24～35						
小计	2.6	1.8	3.2	6.0	2.4	9.0
男	2.8	2.2	3.3	6.9	4.0	9.3
女	2.3	1.4	3.1	4.9	0.5	8.6
36～47						
小计	2.8	1.9	3.5	5.9	1.2	9.9
男	3.1	2.1	3.8	5.8	1.3	9.6
女	2.5	1.7	3.1	6.0	1.1	10.2
48～59						
小计	2.9	1.8	3.8	6.4	2.5	9.5
男	2.5	1.0	3.8	5.6	2.3	8.3
女	3.4	2.7	3.9	7.3	2.9	11.0
60～71						
小计	3.2	2.4	3.8	7.5	1.9	12.1
男	2.9	2.2	3.5	7.7	2.1	12.2
女	3.4	2.6	4.1	7.4	1.7	12.1

表 2-45　中国不同地区 0~5 岁儿童消瘦率 (%)

月龄		合计 %	合计 95%CI	城市小计 %	城市小计 95%CI	农村小计 %	农村小计 95%CI	大城市 %	大城市 95%CI	中小城市 %	中小城市 95%CI	普通农村 %	普通农村 95%CI	贫困农村 %	贫困农村 95%CI
合计	合计	2.0	1.5~2.5	1.5	0.8~2.3	2.4	1.7~3.0	2.4	0.8~4.1	1.4	0.5~2.3	2.2	1.3~3.1	2.7	1.6~3.9
	男	2.0	1.5~2.4	1.4	0.7~2.0	2.4	1.8~3.0	1.8	0.6~3.1	1.3	0.6~2.1	2.1	1.3~2.8	3.2	2.0~4.4
	女	2.0	1.4~2.6	1.7	0.7~2.7	2.3	1.5~3.1	3.0	0.9~5.2	1.5	0.4~2.6	2.3	1.3~3.3	2.2	0.8~3.6
0~5	小计	3.1	2.0~4.3	1.3	0.5~2.0	4.7	2.7~6.7	2.4	0.8~4.0	1.1	0.3~2.0	4.1	1.3~6.9	6.0	3.4~8.5
	男	2.8	1.6~4.1	0.8	0.2~1.5	4.6	2.2~6.9	2.0	0.5~3.6	0.7	0.0~1.4	3.4	0.5~6.2	6.9	3.0~10.7
	女	3.5	2.2~4.8	1.8	0.8~2.8	4.8	2.6~7.1	2.8	0.9~4.8	1.7	0.5~2.8	4.9	1.8~7.9	4.8	1.7~7.9
6~11	小计	1.7	1.1~2.2	0.6	0.2~1.1	2.4	1.5~3.4	0.6	0.1~1.1	0.6	0.1~1.2	1.6	0.8~2.5	4.2	1.9~6.5
	男	1.9	1.1~2.8	0.7	0.1~1.4	2.8	1.4~4.3	0.4	0.0~0.9	0.8	0.0~1.5	1.7	0.5~3.0	5.3	1.4~9.2
	女	1.3	0.8~1.8	0.5	0.0~1.1	2.0	1.2~2.8	0.9	0.0~1.8	0.5	0.0~1.1	1.5	0.6~2.4	2.9	1.2~4.7
12~23	小计	1.7	1.0~2.3	1.0	0.4~1.6	2.2	1.1~3.3	1.3	0.7~2.0	1.0	0.3~1.7	1.8	0.4~3.2	3.1	1.2~5.1
	男	1.9	0.8~2.9	1.1	0.2~2.0	2.5	0.7~4.4	1.4	0.6~2.2	1.0	0.0~2.1	2.0	0.0~4.6	3.6	2.2~5.0
	女	1.4	0.7~2.2	1.0	0.2~1.8	1.8	0.7~3.0	1.2	0.5~1.9	0.9	0.0~1.9	1.5	0.3~2.7	2.6	0.0~5.8
24~35	小计	1.6	1.0~2.2	1.3	0.3~2.2	1.9	1.2~2.6	1.3	0.0~3.2	1.3	0.2~2.3	1.4	0.9~1.9	2.9	0.4~5.3
	男	1.7	1.0~2.3	1.3	0.3~2.3	1.9	1.0~2.9	1.5	0.0~4.3	1.3	0.1~2.4	1.1	0.3~1.9	3.7	0.6~6.8
	女	1.5	0.7~2.4	1.2	0.0~2.6	1.8	0.7~2.9	1.2	0.0~2.3	1.2	0.0~2.8	1.8	0.5~3.1	1.9	0.0~4.2
36~47	小计	1.7	1.1~2.2	1.3	0.3~2.2	2.0	1.3~2.6	2.4	1.2~3.7	1.1	0.0~2.1	1.9	1.0~2.7	2.2	1.0~3.4
	男	1.7	1.1~2.3	1.1	0.2~2.0	2.2	1.5~2.9	1.9	0.4~3.4	1.0	0.0~2.1	2.0	1.2~2.7	2.6	1.1~4.2
	女	1.6	0.8~2.4	1.5	0.3~2.6	1.7	0.7~2.8	3.1	1.5~4.7	1.2	0.0~2.6	1.7	0.4~3.1	1.7	0.0~3.7
48~59	小计	2.2	1.4~3.1	1.7	0.4~3.1	2.6	1.6~3.7	2.8	0.0~6.0	1.6	0.1~3.1	2.9	1.4~4.3	2.1	0.9~3.3
	男	1.9	0.7~3.1	1.2	0.3~2.0	2.5	0.5~4.5	2.3	0.0~4.8	1.0	0.1~2.0	2.9	0.1~5.7	1.7	0.0~3.4
	女	2.6	1.6~3.6	2.4	0.3~4.5	2.7	1.9~3.5	3.5	0.0~7.9	2.3	0.0~4.7	2.8	1.7~3.9	2.6	1.3~3.8
60~71	小计	2.5	1.4~3.6	3.0	1.2~4.8	2.0	0.6~3.5	5.3	0.3~10.2	2.7	0.7~4.7	2.4	0.3~4.6	1.2	0.2~2.3
	男	2.3	1.3~3.4	2.9	1.1~4.8	1.9	0.6~3.1	2.9	0.0~6.1	2.9	0.8~5.0	1.9	0.2~3.6	1.7	0.0~3.4
	女	2.7	1.1~4.2	3.1	1.1~5.0	2.3	0.0~4.7	7.9	0.5~15.3	2.5	0.4~4.5	3.1	0.0~6.8	0.7	0.0~1.8

注：CI，置信区间。

表 2-46 2002 年和 2013 年中国不同地区 0～5 岁儿童消瘦率比较（%）

月龄	2013			2002		
	合计	城市	农村	合计	城市	农村
合计	2.0	1.5	2.4	2.6	2.1	3.0
男	2.0	1.4	2.4	2.8	2.4	3.1
女	2.0	1.7	2.3	2.3	1.7	2.7
0～5						
小计	3.1	1.3	4.7	4.9	5.5	4.2
男	2.8	0.8	4.6	5.9	6.0	5.7
女	3.5	1.8	4.8	3.6	4.8	2.3
6～11						
小计	1.7	0.6	2.4	2.9	2.4	3.3
男	1.9	0.7	2.8	3.4	3.4	3.4
女	1.3	0.5	2.0	2.3	1.2	3.0
12～23						
小计	1.7	1.0	2.2	3.3	3.3	3.2
男	1.9	1.1	2.5	3.9	3.7	4.1
女	1.4	1.0	1.8	2.5	2.8	2.2
24～35						
小计	1.6	1.3	1.9	2.2	0.7	3.5
男	1.7	1.3	1.9	2.3	0.9	3.5
女	1.5	1.2	1.8	2.1	0.5	3.5
36～47						
小计	1.7	1.3	2.0	1.8	1.2	2.3
男	1.7	1.1	2.2	1.9	1.3	2.5
女	1.6	1.5	1.7	1.6	1.1	2.1
48～59						
小计	2.2	1.7	2.6	2.3	1.8	2.7
男	1.9	1.2	2.5	2.0	1.7	2.1
女	2.6	2.4	2.7	2.6	1.8	3.3
60～71						
小计	2.5	3.0	2.0	2.0	1.6	2.4
男	2.3	2.9	1.9	2.2	1.9	2.4
女	2.7	3.1	2.3	1.9	1.3	2.4

与 2002 年相比，我国 6～17 岁儿童生长迟缓率降低了 3.1 个百分点，降幅为 49%，其中女孩降幅较大；农村儿童青少年生长迟缓率的降幅大于城市。我国 6～17 岁儿童青少年消瘦率降低了 4.4 个百分点，降幅为 32.8%，其中男孩降幅较大；农村儿童青少年消瘦率的降幅大于城市（表 2-49）。

表 2-47　中国 6~17 岁儿童青少年生长迟缓率（%）

	合计		城市小计		农村小计		大城市		中小城市		普通农村		贫困农村	
	%	95%CI	%	95%CI	%	95%CI	%	95%CI	%	95%CI	%	95%CI	%	95%CI
合计	3.2	2.6~3.8	1.5	1.0~2.1	4.7	3.8~5.6	1.3	0.7~1.9	1.6	0.9~2.2	3.4	2.3~4.4	7.7	5.7~9.7
男	3.6	2.9~4.3	1.6	0.8~2.4	5.4	4.2~6.5	1.4	0.7~2.1	1.6	0.7~2.5	3.9	2.6~5.2	8.8	6.1~11.5
女	2.8	2.2~3.3	1.5	1.0~2.0	3.9	3.0~4.8	1.2	0.5~1.8	1.6	1.0~2.1	2.7	1.7~3.7	6.4	4.0~8.8
6~11 岁														
小计	3.0	2.4~3.7	1.3	0.7~1.9	4.6	3.6~5.7	1.7	0.6~2.7	1.2	0.6~1.9	3.2	1.8~4.5	7.2	4.9~9.5
男	3.3	2.5~4.1	1.3	0.5~2.1	5.1	3.7~6.4	1.8	0.8~2.7	1.3	0.4~2.2	3.2	1.8~4.7	7.9	5.2~10.5
女	2.8	2.1~3.5	1.2	0.7~1.8	4.2	2.9~5.4	1.5	0.3~2.8	1.2	0.6~1.8	3.1	1.6~4.5	6.4	3.9~8.8
12~17 岁														
小计	3.3	2.6~4.0	1.7	1.0~2.4	4.7	3.7~5.8	1.1	0.3~1.9	1.8	1.0~2.6	3.5	2.3~4.6	7.4	5.5~9.3
男	3.8	2.9~4.6	1.8	0.8~2.7	5.5	4.2~6.9	1.2	0.4~2.1	1.8	0.7~3.0	4.4	2.8~6.0	8.2	5.9~10.5
女	2.8	2.2~3.4	1.7	1.1~2.3	3.8	2.8~4.7	0.9	0.2~1.7	1.8	1.1~2.5	2.4	1.6~3.2	6.4	4.5~8.3

注：CI，置信区间。

表 2-48　中国 6~17 岁儿童青少年消瘦率（%）

	合计		城市小计		农村小计		大城市		中小城市		普通农村		贫困农村	
	%	95%CI	%	95%CI	%	95%CI	%	95%CI	%	95%CI	%	95%CI	%	95%CI
合计	9.0	8.0~9.9	7.8	6.6~9.0	10.0	8.6~11.4	6.0	5.0~7.1	8.1	6.7~9.5	9.8	7.9~11.6	10.7	7.1~14.2
男	10.4	9.3~11.6	8.8	7.3~10.3	11.9	10.1~13.7	6.4	5.0~7.8	9.2	7.4~10.9	11.7	9.4~13.9	10.8	7.1~14.5
女	7.3	6.5~8.1	6.7	5.6~7.8	7.8	6.6~9.0	5.7	4.5~6.9	6.9	5.6~8.1	7.6	6.0~9.1	10.5	6.7~14.2
6~11岁														
小计	8.9	7.6~10.2	7.5	5.9~9.2	10.2	8.2~12.2	5.4	3.9~6.9	7.8	5.9~9.7	9.9	7.4~12.4	10.3	8.3~12.4
男	9.2	7.7~10.7	7.4	5.5~9.2	10.9	8.6~13.1	4.7	3.3~6.1	7.7	5.6~9.8	10.9	8.0~13.8	13.4	10.4~16.3
女	8.6	7.3~9.9	7.7	6.0~9.4	9.4	7.5~11.3	6.1	4.2~7.9	7.9	5.9~9.9	8.9	6.6~11.2	6.8	5.2~8.4
12~17岁														
小计	9.0	8.1~9.9	8.0	6.7~9.3	9.9	8.6~11.2	6.4	5.4~7.5	8.3	6.7~9.8	9.7	8.0~11.4	10.5	8.2~12.7
男	11.2	10.0~12.5	9.7	8.0~11.4	12.6	10.7~14.4	7.3	5.6~9.0	10.1	8.1~12.1	12.2	9.8~14.5	12.4	9.5~15.3
女	6.4	5.6~7.2	6.1	4.9~7.3	6.7	5.7~7.8	5.5	4.3~6.7	6.2	4.8~7.6	6.7	5.3~8.1	8.2	6.3~10.2

注：CI，置信区间。

总体来看，2010—2012 年我国 6～17 岁儿童青少年的生长迟缓和消瘦状况较 2002 年有一定程度的改善，但在农村地区儿童青少年中存在的生长迟缓和消瘦问题依然不容忽视。

表 2-49　2010—2012 年和 2002 年中国 6～17 岁儿童青少年生长迟缓率、消瘦率比较（%）

	合计		城市小计		农村小计	
	2010—2012	2002	2010—2012	2002	2010—2012	2002
生长迟缓率						
合计	3.2	6.3	1.5	3.2	4.7	9.1
男	3.6	6.6	1.6	3.0	5.4	9.7
女	2.8	5.9	1.5	3.3	3.9	8.3
6～11 岁						
小计	3.0	6.5	1.3	2.5	4.6	10.2
男	3.3	6.7	1.3	2.5	5.1	10.5
女	2.8	6.4	1.2	2.6	4.2	9.9
12～17 岁						
小计	3.3	6.0	1.7	3.7	4.7	8.1
男	3.8	6.4	1.8	3.5	5.5	9.0
女	2.8	5.5	1.7	3.9	3.8	7.0
消瘦率						
合计	9.0	13.4	7.8	11.4	10.0	15.1
男	10.4	15.7	8.8	13.2	11.9	17.8
女	7.3	10.8	6.7	9.4	7.8	12.0
6～11 岁						
小计	8.9	12.9	7.5	9.8	10.2	15.8
男	9.2	13.1	7.4	9.5	10.9	16.4
女	8.6	12.6	7.7	10.1	9.4	15.0
12～17 岁						
小计	9.0	13.8	8.0	12.9	9.9	14.6
男	11.2	17.8	9.7	16.4	12.6	19.0
女	6.4	9.2	6.1	8.9	6.7	9.4

注：2002 年 6～17 岁儿童青少年生长迟缓率、消瘦率计算也采用新的营养不良判定标准，并采用 2009 年国家统计局调查人口数据作为标准人口实施事后分层加权调整。

4. 18 岁及以上成人低体重率

2010—2012 年我国 18 岁及以上成人低体重率为 6.0%，男性为 5.9%，女性为 6.0%。其中 18～44 岁年龄组低体重率最高，为 7.5%；45～59 岁和 60 岁及以上年龄组低体重率分别为 2.5% 和 6.1%（表 2-50）。

城市 18 岁及以上成人低体重率为 5.3%，男性为 4.9%，女性为 5.7%。其中 18～44 岁年龄组低体重率最高，为 7.5%；45～59 岁和 60 岁及以上年龄组低体重率分别为 1.9% 和 4.2%。大城市 18 岁及以上成人低体重率为 4.8%，男性为 3.9%，女性为

表2-50　中国不同地区18岁及以上成人营养不良率（%）

	合计		城市小计		农村小计		大城市		中小城市		普通农村		贫困农村	
	%	95%CI	%	95%CI	%	95%CI	%	95%CI	%	95%CI	%	95%CI	%	95%CI
合计	6.0	5.2~6.8	5.3	4.2~6.5	6.6	5.5~7.7	4.8	3.3~6.3	5.4	4.1~6.8	6.6	5.1~8.0	6.7	5.7~7.6
男	5.9	4.9~6.8	4.9	3.8~6.1	6.8	5.5~8.2	3.9	2.7~5.1	5.1	3.7~6.5	6.9	5.1~8.7	6.7	5.2~8.3
女	6.0	5.3~6.8	5.7	4.5~7.0	6.3	5.3~7.3	5.7	3.9~7.6	5.7	4.4~7.1	6.2	4.9~7.6	6.6	5.5~7.6
18~44岁														
小计	7.5	6.5~8.6	7.5	5.8~9.2	7.6	6.3~8.9	7.8	5.8~9.9	7.4	5.5~9.4	7.8	6.0~9.5	7.2	5.9~8.4
男	7.3	5.9~8.6	6.7	4.9~8.4	7.8	6.0~9.6	6.2	4.5~7.8	6.7	4.7~8.7	8.0	5.6~10.5	7.3	4.9~9.6
女	7.9	6.8~8.9	8.4	6.6~10.2	7.3	6.3~8.4	9.7	6.9~12.5	8.2	6.2~10.2	7.5	6.1~8.9	7.0	5.9~8.1
45~59岁														
小计	2.5	2.1~2.9	1.9	1.4~2.3	3.3	2.6~4.0	1.8	1.4~2.1	1.9	1.4~2.4	3.1	2.2~4.0	3.6	2.5~4.7
男	2.5	2.1~3.0	1.8	1.3~2.3	3.4	2.7~4.2	1.3	0.8~1.7	1.9	1.3~2.5	3.3	2.3~4.2	3.8	2.7~4.9
女	2.5	2.0~2.9	2.0	1.4~2.5	3.1	2.4~3.9	2.3	1.8~2.9	1.9	1.2~2.6	3.0	2.0~3.9	3.5	2.2~4.8
≥60岁														
小计	6.1	5.2~7.0	4.2	3.1~5.3	8.1	6.7~9.4	2.3	1.7~3.0	4.6	3.3~5.9	7.6	5.9~9.2	9.2	7.0~11.4
男	6.5	5.5~7.4	4.5	3.1~5.9	8.5	7.3~9.8	2.6	1.5~3.7	4.9	3.3~6.5	8.3	6.8~9.7	9.1	6.8~11.5
女	5.7	4.7~6.7	4.0	2.9~5.0	7.6	5.8~9.4	2.1	1.6~2.6	4.3	3.1~5.6	6.9	4.6~9.2	9.3	7.0~11.6

注：CI，置信区间。

5.7%。其中 18～44 岁、45～59 岁和 60 岁及以上年龄组低体重率分别为 7.8%、1.8% 和 2.3%。中小城市 18 岁及以上成人低体重率为 5.4%，男性为 5.1%，女性为 5.7%；其中 18～44 岁、45～59 岁和 60 岁及以上年龄组低体重率分别为 7.4%、1.9% 和 4.6%（表 2-50）。

农村 18 岁及以上成人低体重率为 6.6%，男性为 6.8%，女性为 6.3%。其中 60 岁及以上年龄组低体重率最高，为 8.1%；18～44 岁和 45～59 岁年龄组的低体重率分别为 7.6% 和 3.3%。普通农村 18 岁及以上成人低体重率为 6.6%，男性为 6.9%，女性为 6.2%；其中 18～44 岁、45～59 岁和 60 岁及以上年龄组低体重率分别为 7.8%、3.1% 和 7.6%。贫困农村 18 岁及以上成人低体重率为 6.7%，男性为 6.7%，女性为 6.6%；其中 18～44 岁、45～59 岁和 60 岁及以上年龄组低体重率分别为 7.2%、3.6% 和 9.2%。

成人低体重率总体上是农村高于城市，并按照大城市、中小城市、普通农村、贫困农村的顺序逐渐增加。45～59 岁和 60 岁及以上年龄组低体重率也按大城市、中小城市、普通农村、贫困农村的顺序逐渐增加，但是 18～44 岁年龄组合计低体重率没有呈现规律性变化。在 18～44 岁年龄组内，低体重率按照大城市、中小城市、普通农村、贫困农村的顺序，男性呈逐渐增加的趋势，女性逐渐降低。分性别看，城市女性低体重率高于男性，农村男性低体重率高于女性。大城市、中小城市和普通农村均以 18～44 岁组低体重率最高，贫困农村以 60 岁及以上组低体重率最高。

与 2002 年相比，2010—2012 年我国 18 岁及以上成人低体重率下降了 2.5 个百分点，城市居民下降了 2.2 个百分点，农村居民下降了 2.3 个百分点。年龄分组比较发现，18～44 岁组城市和农村居民的低体重率均较 2002 年升高，45～59 岁、60 岁及以上年龄组城市和农村居民的低体重率与 2002 年相比均有较大幅度下降，且下降幅度农村大于城市（表 2-51）。

表 2-51　2010—2012 年和 2002 年中国 18 岁及以上成人营养不良率比较（%）

	2010—2012			2002		
	合计	城市	农村	合计	城市	农村
合计	6.0	5.3	6.6	8.5	7.5	8.9
男	5.9	4.9	6.8	7.6	6.5	8.1
女	6.0	5.7	6.3	9.1	8.3	9.5
18～44 岁						
小计	7.5	7.5	7.6	6.9	7.1	6.9
男	7.3	6.7	7.8	6.0	5.8	6.2
女	7.9	8.4	7.3	7.7	8.1	7.5
45～59 岁						
小计	2.5	1.9	3.3	5.5	2.8	6.5
男	2.5	1.8	3.4	5.3	3.5	6.0
女	2.5	2.0	3.1	5.7	2.4	7.0
≥60 岁						
小计	6.1	4.2	8.1	12.4	5.4	14.9
男	6.5	4.5	8.5	12.5	6.0	14.9
女	5.7	4.0	7.6	12.2	4.9	14.9

5. 小结

与 2002 年相比，我国居民营养不良状况有所改善，特别是成年居民改善明显。但 6～17 岁儿童青少年的营养不良率在农村地区依然较高，需要关注。另外，农村老年人的营养不良率仍较高。城市青年女性因节食造成的营养不良问题也需要予以关注。

（三）贫血状况

1. 样本情况

分析贫血状况的有效样本人群共计 147 458 人（不含孕妇和乳母）。其中男性 66 509 人，占 45.1%；女性 80 949 人，占 54.9%。

分析贫血状况的城市样本共 74 276 人。其中男性 32 683 人，占 44.0%；女性 41 593 人，占 56.0%。调查 34 个大城市共计 32 263 人，其中男性 13 800 人，占 42.8%，女性 18 463 人，占 57.2%；调查 41 个中小城市共计 42 013 人，其中男性 18 883 人，占 44.9%，女性 23 130 人，占 55.1%。

分析贫血状况的农村样本共 73 182 人。其中男性 33 826，占 46.2%，女性 39 356 人，占 53.8%。调查 45 个普通农村共计 46 809 人，其中男性 21 588 人，占 46.1%，女性 25 221 人，占 53.9%；调查 30 个贫困农村共计 26 373 人，其中男性 12 238 人，占 46.4%，女性 14 135 人，占 53.6%。

计算孕妇贫血患病率的样本共 3501 人。城市样本共 1738 人，其中大城市 734 人，中小城市 1004 人；农村样本共 1763 人，其中普通农村 1119 人，贫困农村 644 人。

分析贫血状况的 2 岁以下儿童母亲样本共 10 649 人，其中乳母 6255 人，非乳母 4394 人。乳母样本中，城市样本共 3059 人，其中大城市 1472 人，中小城市 1587 人；农村样本共 3196 人，其中普通农村 2124 人，贫困农村 1072 人。非乳母样本中，城市样本共 2352 人，其中大城市 1001 人，中小城市 1351 人；农村样本共 2042 人，其中普通农村 1386 人，贫困农村 656 人。

2. 贫血患病率

中国城乡居民总贫血患病率为 9.7%，其中男性为 7.0%，女性为 12.6%。6～11 岁儿童贫血患病率为 5.0%，其中男性为 4.7%，女性为 5.4%；12～17 岁青少年贫血患病率为 8.0%，其中男性为 7.0%，女性为 9.1%；18～44 岁居民贫血患病率为 10.2%，其中男性为 5.8%，女性为 15.0%；45～59 岁居民贫血患病率为 9.5%，其中男性为 7.4%，女性为 11.6%；60 岁及以上老年人的贫血患病率为 12.6%，其中男性为 12.7%，女性为 12.4%（表 2-52）。

城市居民贫血患病率为 9.7%，其中男性为 6.8%，女性为 12.8%。大城市居民贫血患病率为 8.5%，其中男性为 6.4%，女性为 10.7%。中小城市居民贫血患病率为 10.0%，其中男性为 6.9%，女性为 13.1%（表 2-52）。

表2-52 中国城乡居民贫血患病率（%）

	合计		城市小计		农村小计		大城市		中小城市		普通农村		贫困农村	
	%	95%CI	%	95%CI	%	95%CI	%	95%CI	%	95%CI	%	95%CI	%	95%CI
合计	9.7	9.5~10.0	9.7	9.4~10.0	9.7	9.4~10.0	8.5	8.0~9.0	10.0	9.5~10.4	9.0	8.6~9.4	11.5	10.9~12.1
男	7.0	6.7~7.3	6.8	6.4~7.3	7.2	6.8~7.7	6.4	5.7~7.1	6.9	6.4~7.4	6.2	5.7~6.6	9.9	9.0~10.7
女	12.6	12.2~13.0	12.8	12.2~13.4	12.4	11.9~12.9	10.7	10.0~11.5	13.1	12.5~13.8	12.0	11.4~12.7	13.3	12.4~14.2
6~11岁														
小计	5.0	4.7~5.4	4.5	4.0~5.0	5.5	5.0~6.0	3.7	3.0~4.3	4.6	4.0~5.2	5.0	4.4~5.6	6.7	5.8~7.6
男	4.7	4.2~5.2	4.0	3.3~4.7	5.3	4.6~6.0	3.3	2.5~4.2	4.1	3.3~4.9	4.6	3.8~5.4	7.0	5.7~8.3
女	5.4	4.9~5.9	5.0	4.2~5.8	5.8	5.1~6.5	4.0	3.0~4.9	5.2	4.3~6.1	5.5	4.6~6.4	6.4	5.1~7.7
12~17岁														
小计	8.0	7.5~8.4	7.9	7.2~8.6	8.1	7.5~8.7	5.8	5.0~6.6	8.2	7.4~9.0	6.4	5.7~7.1	11.8	10.6~13.1
男	7.0	6.4~7.6	6.6	5.7~7.5	7.5	6.6~8.3	3.4	2.5~4.2	7.1	6.0~8.1	5.4	4.4~6.3	12.2	10.5~14.0
女	9.1	8.4~9.8	9.4	8.3~10.4	8.8	7.9~9.7	8.5	7.1~9.8	9.5	8.3~10.7	7.6	6.6~8.7	11.4	9.7~13.1
18~44岁														
小计	10.2	9.7~10.6	10.3	9.6~11.0	10.0	9.4~10.6	9.5	8.4~10.5	10.4	9.6~11.2	9.5	8.7~10.2	11.4	10.3~12.5
男	5.8	5.2~6.3	5.5	4.7~6.4	6.0	5.3~6.7	5.7	4.3~7.0	5.5	4.5~6.4	5.0	4.2~5.8	8.4	7.0~9.9
女	15.0	14.2~15.7	15.4	14.3~16.6	14.5	13.5~15.4	13.6	12.0~15.2	15.7	14.4~17.0	14.4	13.2~15.6	14.7	13.1~16.4
45~59岁														
小计	9.5	9.1~9.9	9.4	8.8~10.0	9.6	9.0~10.1	7.8	7.0~8.6	9.7	9.1~10.4	8.9	8.3~9.6	11.4	10.3~12.4
男	7.4	6.9~7.9	7.3	6.6~8.1	7.5	6.8~8.2	6.4	5.3~7.6	7.5	6.6~8.4	6.6	5.8~7.4	9.9	8.5~11.4
女	11.6	11.0~12.2	11.5	10.7~12.4	11.7	10.9~12.6	9.1	8.0~10.3	12.0	11.1~13.0	11.3	10.3~12.4	12.8	11.3~14.4
≥60岁														
小计	12.6	12.1~13.1	12.5	11.8~13.2	12.6	11.9~13.3	10.8	9.8~11.9	12.9	12.1~13.7	11.6	10.7~12.4	15.1	13.7~16.5
男	12.7	12.0~13.4	12.4	11.4~13.5	12.9	11.9~14.0	11.4	9.8~13.1	12.6	11.5~13.8	11.9	10.6~13.1	15.7	13.7~17.7
女	12.4	11.7~13.1	12.6	11.7~13.6	12.2	11.2~13.2	10.3	8.9~11.7	13.1	12.0~14.2	11.3	10.2~12.4	14.5	12.5~16.6

注：CI，置信区间。

农村居民贫血患病率为 9.7%，其中男性为 7.2%，女性为 12.4%。普通农村居民贫血患病率为 9.0%，其中男性为 6.2%，女性为 12.0%。贫困农村居民贫血患病率为 11.5%，其中男性为 9.9%，女性为 13.3%（表 2-52）。

与 2002 年相比，2010—2012 年我国城乡居民贫血患病率明显下降，其中城市居民下降了 46.7%，农村居民下降了 53.4%（表 2-53）。

表 2-53　2010—2012 年和 2002 年中国城乡居民贫血患病率比较（%）

年龄	合计		城市小计		农村小计	
	2010—2012	2002	2010—2012	2002	2010—2012	2002
合计	9.7	20.1	9.7	18.2	9.7	20.8
男	7.0	15.8	6.8	12.0	7.2	18.0
女	12.6	23.3	12.8	20.1	12.4	24.9
6~11 岁						
小计	5.0	12.1	4.5	8.7	5.5	13.7
男	4.7	11.1	4.0	8.4	5.3	14.0
女	5.4	12.4	5.0	9.0	5.8	13.3
12~17 岁						
小计	8.0	15.9	7.9	12.1	8.1	17.5
男	7.0	14.6	6.6	11.2	7.5	16.2
女	9.1	17.4	9.4	13.0	8.8	19.0
18~44 岁						
小计	10.2	20.8	10.3	18.4	10.0	21.8
男	5.8	13.6	5.5	10.9	6.0	14.4
女	15.0	26.1	15.4	23.7	14.5	27.2
45~59 岁						
小计	9.5	23.3	9.4	17.6	9.6	25.0
男	7.4	19.8	7.3	13.1	7.5	20.6
女	11.6	26.1	11.5	21.1	11.7	28.0
≥60 岁						
小计	12.6	29.1	12.5	19.6	12.6	31.6
男	12.7	29.6	12.4	18.3	12.9	34.1
女	12.4	28.5	12.6	20.9	12.2	31.3

2013 年，孕妇总贫血患病率为 17.2%。城市孕妇贫血患病率为 17.0%，其中大城市为 15.5%，中小城市为 18.0%；农村孕妇贫血患病率为 17.5%，其中普通农村为 16.1%，贫困农村为 20.2%（表 2-54）。与 2002 年相比，孕妇贫血患病率下降 11.7 个百分点（表 2-55）。

表 2-54 中国城乡孕妇和 2 岁以下儿童母亲（乳母和非乳母）贫血患病率（%）

	合计		城市小计		农村小计		大城市		中小城市		普通农村		贫困农村	
	%	95%CI	%	95%CI	%	95%CI	%	95%CI	%	95%CI	%	95%CI	%	95%CI
孕妇	17.2	—	17.0	—	17.5	—	15.5	—	18.0	—	16.1	—	20.2	—
乳母	9.3	6.9~11.6	7.9	5.3~10.4	10.2	6.4~14.1	6.8	2.5~11.2	8.0	5.0~11.0	8.3	5.0~11.7	14.4	4.4~24.3
非乳母	11.6	9.2~13.9	10.2	6.0~14.4	12.8	10.2~15.4	10.1	6.7~13.6	10.2	5.3~15.1	14.1	11.5~16.8	10.3	5.4~15.1

注：CI，置信区间。

表 2-55　2013 年孕妇和乳母贫血患病率与 2002 年结果比较（%）

| | 合计 | | 城市小计 | | 农村小计 | |
	2013	2002	2013	2002	2013	2002
孕妇	17.2	28.9	17.0	25.3	17.5	30.4
乳母	9.3	30.7	7.9	25.3	10.2	33.2

3. 小结

我国城市和农村居民贫血患病率比 10 年前明显下降，农村居民贫血患病率下降更为突出；儿童、青少年的贫血患病率改善明显，但青年女性、中年女性及老年人仍为贫血高发人群。

我国孕妇和乳母贫血患病率较 10 年前明显下降，农村地区孕妇较城市地区孕妇贫血患病率下降更为突出。

（四）超重和肥胖

1. 样本情况

分析超重和肥胖指标的有效样本为 156 639 人（男性 70 814 人，女性 85 825 人，不包含孕妇），其中 6～17 岁 36 058 人，18 岁及以上 120 581 人。城市 78 306 人（男性 34 539 人，女性 43 767 人），其中 6～17 岁 17 939 人，18 岁及以上 60 367 人。农村 78 333 人（男性 36 275 人，女性 42 058 人），其中 6～17 岁 18 119 人，18 岁及以上 60 214 人。

2. 儿童青少年超重和肥胖率

按照中国儿童青少年超重和肥胖判定标准，我国 6～17 岁儿童青少年超重率和肥胖率分别为 9.6% 和 6.4%，其中男性分别为 10.9% 和 7.8%，女性分别为 8.2% 和 4.8%。城乡 6～17 岁儿童青少年超重率和肥胖率均为男性高于女性，城市高于农村。城市 6～17 岁儿童青少年超重率和肥胖率分别为 11.0% 和 7.7%，其中男性超重率和肥胖率分别为 12.8% 和 9.7%，女性分别为 9.0% 和 5.5%。大城市儿童青少年的超重率、肥胖率均高于同性别、同年龄中小城市儿童青少年。农村 6～17 岁儿童青少年超重率和肥胖率分别为 8.4% 和 5.2%，其中男性超重率和肥胖率分别为 9.3% 和 6.2%，女性分别为 7.4% 和 4.1%。普通农村儿童青少年的超重率、肥胖率均高于同性别、同年龄贫困农村儿童青少年（表 2-56 和表 2-57）。

与 2002 年相比，我国城市 7～17 岁儿童青少年的超重率和肥胖率均有所上升。其中男生超重率从 10.4% 上升到 12.7%，肥胖率从 5.2% 上升到 9.4%；女生超重率从 6.6% 上升到 8.9%，肥胖率从 3.4% 上升到 5.3%。农村 7～17 岁儿童青少年超重率和肥胖率的增加幅度分别为 1.6 倍和 2.6 倍，涨幅显著高于城市（表 2-58 和表 2-59）。

表 2-56　中国城乡儿童青少年超重率（%）

	合计		城市小计		农村小计		大城市		中小城市		普通农村		贫困农村	
	%	95%CI	%	95%CI	%	95%CI	%	95%CI	%	95%CI	%	95%CI	%	95%CI
合计	9.6	8.9~10.4	11.0	9.9~12.0	8.4	7.4~9.4	13.2	11.9~14.5	10.6	9.5~11.8	8.9	7.6~10.1	7.5	5.8~9.2
男	10.9	10.1~11.8	12.8	11.6~14.0	9.3	8.1~10.5	16.4	14.8~18.1	12.3	10.9~13.7	10.0	8.5~11.5	7.8	5.8~9.8
女	8.2	7.4~8.9	9.0	7.8~10.1	7.4	6.4~8.4	9.8	8.3~11.1	8.8	7.5~10.2	7.6	6.3~8.8	7.2	5.5~8.8
6~11 岁														
小计	10.3	9.4~11.3	11.6	10.2~13.0	9.2	7.9~10.4	13.7	12.0~15.3	11.3	9.7~12.8	9.5	8.0~11.0	8.5	6.2~10.8
男	12.3	11.2~13.4	14.3	12.6~16.0	10.5	9.0~11.9	17.8	15.5~19.9	13.9	11.9~15.8	11.0	9.3~12.7	9.5	6.9~12.1
女	8.1	7.1~9.1	8.6	7.1~10.0	7.7	6.3~9.1	9.7	8.0~11.2	8.4	6.7~10.1	7.8	6.2~9.4	7.4	4.8~10.1
12~17 岁														
小计	9.0	8.2~9.9	10.4	9.2~11.7	7.8	6.6~8.9	12.8	10.9~14.3	10.1	8.7~11.6	8.3	6.9~9.7	6.7	4.6~8.8
男	9.8	8.7~10.8	11.4	9.9~13.0	8.3	6.9~9.6	15.4	13.1~17.9	10.9	9.2~12.6	9.2	7.5~10.9	6.5	4.4~8.6
女	8.2	7.2~9.1	9.3	7.8~10.7	7.2	5.9~8.5	10.0	7.9~11.8	9.2	7.6~10.9	7.3	5.9~8.8	6.9	4.5~9.3

注：CI，置信区间。

表2-57　中国不同地区儿童青少年肥胖率（%）

	合计		城市小计		农村小计		大城市		中小城市		普通农村		贫困农村	
	%	95%CI	%	95%CI	%	95%CI	%	95%CI	%	95%CI	%	95%CI	%	95%CI
合计	6.4	5.6~7.2	7.7	6.3~9.2	5.2	4.3~6.0	8.9	7.6~10.0	7.6	5.9~9.3	5.6	4.5~6.7	4.3	3.0~5.6
男	7.8	6.8~8.9	9.7	7.9~11.6	6.2	5.1~7.3	11.6	10.0~13.2	9.4	7.3~11.6	6.7	5.2~8.1	5.1	3.5~6.7
女	4.8	4.1~5.4	5.5	4.4~6.6	4.1	3.3~4.8	5.9	4.7~7.1	5.5	4.2~6.8	4.4	3.4~5.4	3.4	2.2~4.6
6~11岁														
小计	8.9	7.8~10.0	10.4	8.5~12.2	7.5	6.2~8.8	12.5	10.3~14.7	10.1	8.0~12.2	7.6	6.0~9.2	7.3	5.1~9.5
男	10.9	9.4~12.3	13.1	10.7~15.5	8.8	7.1~10.6	16.1	13.3~18.9	12.7	10.0~15.4	8.9	6.7~11.2	8.7	6.1~11.3
女	6.6	5.7~7.6	7.4	5.8~8.9	6.0	4.8~7.1	8.9	6.6~11.0	7.1	5.4~8.9	6.1	4.8~7.4	5.7	3.5~7.9
12~17岁														
小计	4.3	3.5~5.1	5.4	4.0~6.9	3.2	2.5~3.9	5.8	4.5~7.1	5.4	3.7~7.1	3.9	3.0~4.9	1.9	1.1~2.6
男	5.3	4.2~6.3	6.8	4.8~8.8	3.9	3.1~4.8	8.0	6.0~10.0	6.6	4.3~8.9	4.8	3.6~5.9	2.2	1.2~3.3
女	3.1	2.5~3.8	3.9	2.8~5.0	2.4	1.7~3.1	3.4	2.3~4.4	4.0	2.7~5.2	2.9	1.9~3.9	1.5	0.9~2.2

注：CI，置信区间。

表 2-58　2010—2012 年和 2002 年中国 7～17 岁儿童少年的超重率变化（%）

	合计		城市小计		农村小计	
	2010—2012	2002	2010—2012	2002	2010—2012	2002
合计	9.6	4.5	10.9	8.5	8.3	3.2
男性	10.9	5.1	12.7	10.4	9.3	3.4
女性	8.0	3.9	8.9	6.6	7.1	3.0

表 2-59　2010—2012 年和 2002 年中国 7～17 岁儿童少年的肥胖率变化（%）

	合计		城市小计		农村小计	
	2010—2012	2002	2010—2012	2002	2010—2012	2002
合计	6.2	2.1	7.5	4.4	5.0	1.4
男性	7.5	2.5	9.4	5.2	5.8	1.6
女性	4.6	1.7	5.3	3.4	4.0	1.1

3. 成人超重率和肥胖率

按照中国成人超重和肥胖判定标准，我国 18 岁及以上成年居民超重率达到 30.1%，肥胖率达到 11.9%，两者合计达到 42.0%。城市 18 岁及以上成年居民超重率达到 32.4%，肥胖率达到 13.2%，两者合计达到 45.6%。农村 18 岁及以上成年居民超重率达到 27.8%，肥胖率达到 10.5%，两者合计达到 38.3%。不论男女，城市超重率和肥胖率均高于农村。按照 WHO 成人超重和肥胖判定标准，我国 18 岁及以上成年居民的超重率和肥胖率分别为 27.1% 和 5.2%，其中男性分别为 27.8% 和 5.1%，女性分别为 26.4% 和 5.2%（表 2-60 至表 2-63）。

按照中国成人超重和肥胖判定标准，我国城市 18 岁及以上男性和女性的超重率分别为 33.8% 和 30.9%，肥胖率分别为 14.1% 和 12.3%，均为男性高于女性。大城市男性的超重率为 39.9%，高于中小城市的 32.7%，肥胖率则为中小城市（14.2%）高于大城市（13.5%）；大城市女性的超重率和肥胖率分别为 30.8% 和 11.2%，中小城市分别为 31.0% 和 12.5%。农村男性和女性的超重率分别为 26.9% 和 28.8%，肥胖率分别为 10.1% 和 11.0%，均为女性高于男性；且不论男女，普通农村的超重率和肥胖率均高于贫困农村（表 2-60 和表 2-61）。

与 2002 年相比，我国 18 岁及以上成年居民的超重率明显上升，从 22.8% 上升至 30.1%，其中男性从 23.0% 上升到 30.3%，女性从 22.7% 上升到 29.9%。城市 18 岁及以上成年居民的超重率从 28.1% 上升到 32.4%，其中男性从 31.1% 上升到 33.8%，女性从 25.8% 上升到 30.9%。农村 18 岁及以上成年居民超重率从 20.6% 上升到 27.8%，其中男性从 19.6% 上升到 26.9%，女性从 21.4% 上升到 28.8%（表 2-64）。

与 2002 年相比，我国 18 岁及以上成年居民的肥胖率也明显上升，从 7.1% 上升至 11.9%，其中男性肥胖率从 6.6% 上升到 12.1%，女性从 7.6% 上升到 11.7%。城乡比较来看，城市居民肥胖率从 9.8% 上升至 13.2%，农村居民从 6.0% 上升至 10.5%，农村上升的幅度高于城市（表 2-65）。

表 2-60　中国城乡成年居民超重率（中国标准，%）

	合计 %	合计 95%CI	城市小计 %	城市小计 95%CI	农村小计 %	农村小计 95%CI	大城市 %	大城市 95%CI	中小城市 %	中小城市 95%CI	普通农村 %	普通农村 95%CI	贫困农村 %	贫困农村 95%CI
合计	30.1	29.6~30.6	32.4	30.4~34.3	27.8	25.9~29.7	35.4	32.7~38.0	31.9	29.6~34.1	28.7	26.1~31.2	25.8	23.3~28.3
男	30.3	29.6~31.1	33.8	31.6~35.9	26.9	24.9~28.9	39.9	37.7~42.0	32.7	30.3~35.2	28.2	25.5~30.8	24.0	21.4~26.7
女	29.9	29.3~30.5	30.9	28.7~33.1	28.8	26.8~30.7	30.8	27.2~34.4	31.0	28.5~33.4	29.2	26.6~31.7	27.8	25.1~30.5
18~44岁														
小计	26.4	25.7~27.1	27.5	25.3~29.8	25.4	23.3~27.4	27.8	25.5~30.2	27.5	24.9~30.0	26.1	23.3~28.9	23.7	21.6~25.7
男	27.8	26.6~28.9	30.4	28.1~32.8	34.8	31.8~37.8	29.8	27.1~32.4	25.3	23.2~27.5	26.6	23.6~29.7	22.6	19.9~25.2
女	24.9	24.0~25.8	24.4	21.4~27.4	25.4	23.3~27.4	20.2	17.4~23.0	25.0	21.6~28.4	25.4	23.3~27.4	25.6	22.8~28.4
45~59岁														
小计	36.9	36.2~37.6	39.1	37.1~41.0	34.3	32.3~36.3	41.9	40.5~43.3	38.5	36.1~40.9	35.0	32.7~37.3	32.6	28.5~36.7
男	35.5	34.5~36.5	38.6	35.9~41.3	31.8	29.5~34.1	44.8	43.1~46.5	37.4	34.2~40.6	32.7	30.0~35.3	29.7	24.9~34.5
女	38.3	37.5~39.2	39.5	37.6~41.4	36.9	35.0~38.9	39.0	36.8~41.1	39.6	37.4~41.9	37.4	35.2~39.7	35.7	31.7~39.7
≥60岁														
小计	31.9	31.2~32.6	36.6	34.4~38.8	26.9	24.8~29.0	43.4	41.9~44.9	35.2	32.8~37.7	28.0	25.5~30.5	24.4	20.6~28.2
男	31.0	30.0~32.0	36.5	33.9~39.2	25.3	23.0~27.6	44.9	41.9~47.8	34.9	31.9~37.9	26.9	24.2~29.6	21.6	17.9~25.3
女	32.7	31.7~33.7	36.6	34.5~38.8	28.5	26.2~30.7	35.6	33.0~38.1	42.0	39.7~44.4	29.1	26.4~31.7	27.0	22.9~31.2

注：CI，置信区间。

表 2-61　中国城乡成年居民肥胖率（中国标准，%）

	合计		城市小计		农村小计		大城市		中小城市		普通农村		贫困农村	
	%	95%CI	%	95%CI	%	95%CI	%	95%CI	%	95%CI	%	95%CI	%	95%CI
合计	11.9	11.5~12.2	13.2	11.0~15.5	10.5	9.0~12.0	12.4	10.3~14.4	13.4	10.8~16.0	11.3	9.3~13.3	8.7	6.8~10.5
男	12.1	11.6~12.7	14.1	11.6~16.6	10.1	8.6~11.6	13.5	11.6~15.5	14.2	11.3~17.1	11.3	9.3~13.3	7.5	5.6~9.4
女	11.7	11.3~12.0	12.3	10.1~14.5	11.4	9.3~13.5	11.2	8.9~13.4	12.5	10.0~15.1	11.0	9.4~12.5	9.9	7.9~12.0
18~44 岁														
小计	11.0	10.5~11.6	12.1	9.5~14.8	10.0	8.5~11.5	10.1	8.2~11.9	12.5	9.5~15.4	11.2	9.2~13.2	7.4	5.8~9.0
男	13.1	12.2~14.0	15.1	12.1~18.2	11.2	9.4~13.0	13.4	11.2~15.7	15.4	11.9~18.8	12.9	10.5~15.3	7.5	5.5~9.5
女	8.8	8.2~9.4	9.0	6.6~11.3	8.8	7.3~10.0	6.4	4.8~7.9	9.3	6.7~11.9	9.3	7.3~11.2	7.2	5.8~8.6
45~59 岁														
小计	13.9	13.4~14.4	15.1	12.7~17.4	12.5	10.7~14.3	13.9	11.9~16.0	15.3	12.5~18.1	12.6	10.4~14.8	12.4	9.3~15.4
男	12.1	11.4~12.7	14.1	11.9~16.2	9.6	8.3~11.0	13.8	11.2~16.4	14.1	11.6~16.7	10.2	8.5~11.9	8.3	6.0~10.6
女	15.8	15.2~16.5	16.1	13.2~19.0	15.5	12.9~18.2	14.1	12.2~16.0	16.5	13.1~19.9	15.1	11.8~18.3	16.7	12.5~20.9
≥60 岁														
小计	11.6	11.1~12.1	13.6	11.9~15.4	9.4	7.7~11.1	15.6	12.7~18.4	13.2	11.2~15.2	9.9	7.7~12.1	8.3	6.1~10.5
男	8.6	8.0~9.2	10.6	8.8~12.3	6.5	4.9~8.1	13.3	10.8~15.9	10.0	8.0~12.1	6.5	4.4~8.6	6.5	4.5~8.5
女	14.4	13.6~15.2	16.5	14.4~18.5	12.2	10.1~14.3	17.6	14.2~20.9	16.2	13.9~18.6	13.1	10.3~15.9	10.0	7.5~12.5

注：CI，置信区间。

表2-62　中国城乡成年居民超重率（WHO标准，%）

	合计		城市小计		农村小计		大城市		中小城市		普通农村		贫困农村	
	%	95%CI	%	95%CI	%	95%CI	%	95%CI	%	95%CI	%	95%CI	%	95%CI
合计	27.1	26.7~27.6	29.7	27.0~32.5	24.5	22.3~26.6	30.9	28.1~33.7	29.5	26.3~32.8	25.8	22.9~28.6	21.6	18.6~24.5
男	27.8	27.1~28.5	31.6	28.6~34.6	24.0	21.7~26.3	35.2	32.3~38.0	31.0	27.5~34.5	25.9	22.8~29.0	21.6	18.6~24.5
女	26.4	25.8~27.0	27.8	24.9~30.7	25.0	22.9~27.1	26.4	23.2~29.6	28.0	24.7~31.3	25.6	22.9~28.3	23.6	20.4~26.7
18~44岁														
小计	23.6	22.9~24.4	25.0	22.1~28.0	22.4	20.2~24.4	22.8	20.8~24.8	25.4	22.0~28.7	23.9	21.0~26.8	18.9	16.7~21.1
男	26.3	25.1~27.4	29.1	25.8~32.4	23.7	21.2~26.2	29.4	26.8~31.9	29.1	25.3~32.9	26.2	22.8~29.6	18.3	15.8~20.8
女	20.8	19.9~21.6	20.7	17.6~23.7	20.9	18.8~22.8	15.5	13.3~17.8	21.4	18.1~24.8	21.3	18.6~24.1	19.7	17.3~22.0
45~59岁														
小计	33.9	33.2~34.5	36.5	33.4~39.6	30.7	27.9~33.4	37.6	35.5~39.7	36.3	32.6~40.0	31.1	28.0~34.2	29.7	23.9~35.4
男	32.0	31.1~33.0	36.0	32.8~39.3	27.2	24.3~30.1	41.0	38.4~43.5	35.1	31.1~39.0	28.0	24.7~31.3	25.3	19.2~31.4
女	35.7	34.9~36.6	37.0	33.4~40.5	34.3	31.3~37.2	34.1	32.1~36.1	37.5	33.4~41.7	34.3	30.8~37.7	34.3	28.4~40.1
≥60岁														
小计	28.3	27.6~29.0	33.4	30.4~36.3	23.0	20.4~25.5	40.0	36.7~43.2	32.0	28.6~35.5	24.3	21.3~27.3	19.8	15.5~24.1
男	26.4	25.5~27.4	32.4	29.1~35.6	20.2	17.6~22.9	40.6	36.8~44.5	30.8	27.0~34.5	21.5	18.3~24.8	17.2	13.0~21.3
女	30.1	29.1~31.1	34.3	31.4~37.2	25.6	23.0~28.2	39.3	36.1~42.5	33.3	29.9~36.6	27.0	24.0~29.9	22.3	17.7~27.0

注：CI，置信区间。

表 2-63 中国城乡成年居民肥胖率（WHO 标准，%）

	合计		城市小计		农村小计		大城市		中小城市		普通农村		贫困农村	
	%	95%CI	%	95%CI	%	95%CI	%	95%CI	%	95%CI	%	95%CI	%	95%CI
合计	5.2	4.9~5.4	5.7	4.6~6.8	4.6	3.8~5.5	5.3	4.2~6.4	5.7	4.5~7.0	5.0	3.9~6.2	3.7	2.7~4.6
男	5.1	4.7~5.5	5.9	4.7~7.0	4.3	3.4~5.1	5.6	4.5~6.6	5.9	4.6~7.3	4.8	3.6~5.9	3.1	2.2~4.0
女	5.2	5.0~5.5	5.5	4.4~6.6	5.0	4.1~6.0	5.0	3.7~6.3	5.6	4.3~6.8	5.3	4.0~6.6	4.3	3.2~5.5
18~44 岁														
小计	5.1	4.7~5.5	5.7	4.3~7.0	4.6	3.7~5.5	4.7	3.5~5.9	5.8	4.2~7.4	5.2	4.0~6.4	3.2	2.2~4.2
男	6.0	5.4~6.6	7.2	5.6~8.8	4.9	3.9~6.0	6.5	5.0~7.9	7.3	5.5~9.1	5.7	4.3~7.2	3.2	2.1~4.3
女	4.1	3.7~4.5	4.0	2.8~5.3	4.2	3.2~5.1	2.7	1.7~3.8	4.2	2.8~5.7	4.6	3.4~5.8	3.2	2.1~4.4
45~59 岁														
小计	5.5	5.2~5.8	5.8	4.8~6.9	5.1	4.1~6.0	5.7	4.6~6.8	5.9	4.7~7.1	5.2	4.0~6.4	4.8	3.5~6.0
男	4.3	3.8~4.7	4.8	3.8~5.8	3.6	2.8~4.3	4.9	3.5~6.2	4.8	3.7~6.0	3.8	2.8~4.7	3.1	2.0~4.2
女	6.8	6.3~7.2	6.9	5.5~8.3	6.6	5.3~7.9	6.6	5.6~7.7	7.0	5.3~8.6	6.7	5.0~8.3	6.5	4.8~8.2
≥60 岁														
小计	4.8	4.5~5.1	5.4	4.6~6.3	4.2	3.2~5.1	6.0	4.5~7.4	5.3	4.4~6.3	4.2	3.0~5.5	4.0	2.7~5.3
男	2.9	2.6~3.3	3.3	2.7~3.9	2.6	1.7~3.5	4.3	3.1~5.4	3.1	2.4~3.7	2.6	1.4~3.8	2.7	1.5~3.9
女	6.6	6.1~7.1	7.5	6.2~8.8	5.7	4.5~6.8	7.5	5.7~9.3	7.5	5.9~9.0	5.8	4.2~7.4	5.2	3.7~6.7

注：CI，置信区间。

表 2-64　2010—2012 年和 2002 年中国成年居民的超重率比较（中国标准,%）

	合计		城市小计		农村小计	
	2010—2012	2002	2010—2012	2002	2010—2012	2002
合计						
18～44 岁	26.4	22.6	27.5	26.6	25.4	20.8
45～59 岁	36.9	29.0	39.1	37.4	34.3	25.8
≥60 岁	31.9	24.3	36.6	37.2	26.9	19.5
小计	30.1	22.8	32.4	28.1	27.8	20.6
男性						
18～44 岁	27.8	23.6	30.4	30.8	25.3	20.4
45～59 岁	35.5	26.3	38.6	36.6	31.8	22.4
≥60 岁	31.0	23.5	36.5	38.1	25.3	18.1
小计	30.3	23.0	33.8	31.1	26.9	19.6
女性						
18～44 岁	24.9	21.8	24.4	23.3	25.4	21.1
45～59 岁	38.3	31.4	39.5	38.1	36.9	28.8
≥60 岁	32.7	25.2	36.6	36.2	28.5	21.1
小计	29.9	22.7	30.9	25.8	28.8	21.4

表 2-65　2010—2012 年和 2002 年中国成年居民的肥胖率比较（中国标准,%）

	合计		城市小计		农村小计	
	2010—2012	2002	2010—2012	2002	2010—2012	2002
合计						
18～44 岁	11.0	6.4	12.1	8.1	10.0	5.7
45～59 岁	13.9	10.2	15.1	15.1	12.5	8.4
≥60 岁	11.6	8.9	13.6	16.0	9.4	6.2
小计	11.9	7.1	13.2	9.8	10.5	6.0
男性						
18～44 岁	13.1	6.8	15.1	10.1	11.2	5.4
45～59 岁	12.1	7.2	14.1	12.5	9.6	5.2
≥60 岁	8.6	6.6	10.6	12.7	6.5	4.3
小计	12.1	6.6	14.1	10.3	10.1	4.9
女性						
18～44 岁	8.8	6.1	9.0	6.6	8.8	5.9
45～59 岁	15.8	12.9	16.1	17.1	15.5	11.3
≥60 岁	14.4	11.2	16.5	19.1	12.2	8.3
小计	11.7	7.6	12.3	9.5	11.0	6.8

4. 小结

与 2002 年相比,我国儿童青少年超重率和肥胖率的上升幅度分别为 113.3% 和 195.2%,其中城市的上升幅度分别为 28.2% 和 70.5%,农村的上升幅度分别为 159.4% 和 257.1%,农村增幅显著高于城市。

我国成人超重率和肥胖率分别达到 30.1% 和 11.9%,与 2010 年中国慢性病及其危险因素监测结果基本一致(30.6% 和 12.0%)。与 2002 年相比,我国成人超重率和肥胖率上升了 32.0% 和 67.6%,其中城市分别上升 15.3% 和 34.7%,农村分别上升 35.0% 和 75.0%。

四、行为和生活方式

(一) 就餐行为

1. 样本情况

本次调查中,共有 78 393 名调查对象完成就餐行为调查,其中男性 35 088 人 (44.8%),女性 43 305 人(55.2%)。其中,大城市居民占 23.5%,中小城市居民占 27.9%,普通农村居民占 30.0%,贫困农村居民占 18.6%。

2. 三餐进餐频率

全国 6 岁及以上居民中,有 11.1% 的居民在过去 1 周的进餐频率达不到每日三餐 (<21 次/周),城市居民(10.0%)低于农村居民(12.2%),男性(11.0%)和女性 (11.1%)相当。其中 18～44 岁人群达不到每日三餐的比例最高(15.9%),其次是 12～17 岁居民(14.2%)和 45～59 岁居民(10.1%),60 岁及以上居民(8.2%)和 6～11 岁(6.5%)居民相对较低。贫困农村除了 12～17 岁人群,其余年龄组居民达不到每日三餐的比例均高于其他地区。

全国 6 岁及以上居民中,过去 1 周内每天吃早餐(7 次/周)的比例为 91.4%,每天吃午餐和晚餐的比例分别为 97.3% 和 98.1%。男性每天吃早餐的比例(91.4%)与女性相当(91.5%),城市(92.4%)高于农村(90.4%),其中贫困农村居民每天吃早餐的比例最低(83.8%)。全国 12～17 岁和 18～44 岁居民中每天吃早餐的比例仅为 87.8% 和 87.4%,而其他年龄组达到 93.0%～94.9%。大城市、中小城市和普通农村每天吃早餐的频率均在 12～17 岁青少年中最低,而贫困农村在此年龄组则最高 (表 2-66)。

全国 6 岁及以上居民中,过去 1 周内从不吃早餐(0 次/周)的比例为 3.1%。男性与女性相同,农村(4.6%)高于城市(1.7%),其中贫困农村从不吃早餐的比例最高(10.4%)。全国 6 岁及以上居民从不吃早餐的比例在 6～11 岁组和 12～17 岁组分别为 1.2% 和 1.3%,18～44 岁居民达到最高(5.8%),以后随年龄增加而下降 (表 2-66)。

与 2002 年相比,我国 6 岁及以上居民过去 1 周内达不到每日三餐的比例略有上升 (从 8.2% 上升到 11.1%),其中城市从 8.4% 上升到 10.0%,农村从 8.1% 上升到 12.1%。过去 1 周内从不吃早餐的比例城乡合计无大变化,但在城市和农村呈现不同趋势，城市从不吃早餐的比例从 3.9% 下降到 1.7%，而农村从 2.9% 上升到 4.6%。过去 1 周从不吃午餐和晚餐的比例均有所下降，在城市和农村呈现相同的趋势（表 2-67）。

表 2-66　全国 6 岁及以上不同年龄组居民调查期间早餐就餐频率（%）

		6～11 岁	12～17 岁	18～44 岁	45～59 岁	≥60 岁
合计	从不吃	1.2	1.3	5.8	3.9	3.0
	偶尔吃	4.2	10.9	6.8	3.1	2.1
	每天吃	94.6	87.8	87.4	93.0	94.9
城市小计	从不吃	0.5	1.2	3.7	2.1	1.0
	偶尔吃	4.2	12.7	7.8	3.2	1.8
	每天吃	95.3	86.1	88.5	94.7	97.2
农村小计	从不吃	2.0	1.5	7.8	5.8	5.3
	偶尔吃	4.2	9.0	5.9	3.0	2.4
	每天吃	93.8	89.5	86.3	91.2	92.3
大城市	从不吃	0.4	1.7	4.5	2.5	0.9
	偶尔吃	5.6	16.7	9.3	3.7	2.2
	每天吃	93.9	81.6	86.1	93.9	96.9
中小城市	从不吃	0.5	0.8	3.2	1.8	1.1
	偶尔吃	2.9	9.4	6.6	2.8	1.4
	每天吃	96.6	89.8	90.2	95.4	97.5
普通农村	从不吃	0.4	0.9	1.6	1.3	0.9
	偶尔吃	3.0	9.3	5.9	2.5	1.5
	每天吃	96.6	89.8	92.5	96.2	97.6
贫困农村	从不吃	5.0	2.5	15.9	13.5	13.5
	偶尔吃	6.4	8.6	6.0	3.9	4.2
	每天吃	88.6	88.9	78.1	82.6	82.3

注：从不吃，就餐频率为 0 次/周；偶尔吃，就餐频率为 1～6 次/周；每天吃，就餐频率为 7 次/周。

表 2-67　全国 6 岁及以上居民 2010—2012 年和 2002 年就餐频率比较（%）

	合计		城市小计		农村小计	
	2010—2012	2002	2010—2012	2002	2010—2012	2002
不到每日三餐	11.1	8.2	10.0	8.4	12.2	8.1
从不吃早餐	3.1	3.2	1.7	3.9	4.6	2.9
从不吃午餐	1.1	1.7	0.8	1.0	1.3	2.0
从不吃晚餐	0.2	0.6	0.1	0.3	0.3	0.8

3. 三餐在外就餐率

全国 6 岁及以上居民中，有 35.5% 在过去 1 周内曾在外就餐。男性曾在外就餐的比例（38.8%）高于女性（32.6%）。12～17 岁青少年曾在外就餐的比例最高，达到 69.5%，其次是 6～11 岁儿童少年（53.9%）；成年居民在外就餐率随年龄增加而逐渐降低，60 岁及以上者仅为 7.8%。城市居民曾在外就餐的比例（42.2%）高于农村居民（28.5%），且大城市、中小城市、普通农村和贫困农村居民在外就餐的比例依次降低（表 2-68）。

表 2-68   全国 6 岁及以上居民调查期间在外就餐频率（%）

年龄	合计	城市小计	农村小计	大城市	中小城市	普通农村	贫困农村
合计							
小计	35.5	42.2	28.5	48.8	36.7	29.2	27.3
6～11 岁	53.9	59.1	47.6	65.9	53.3	48.0	46.8
12～17 岁	69.5	69.6	69.4	74.4	65.6	68.9	70.2
18～44 岁	29.4	45.2	14.8	57.3	36.0	18.2	10.2
45～59 岁	16.3	24.1	8.4	31.0	18.6	9.0	7.3
≥60 岁	7.8	11.6	3.5	14.9	8.5	3.9	3.0
男性							
小计	38.8	46.3	31.1	53.6	40.4	32.2	29.3
6～11 岁	54.0	59.6	47.5	67.1	53.0	48.1	46.5
12～17 岁	68.7	69.0	68.3	73.7	65.3	68.2	68.5
18～44 岁	35.2	52.8	19.3	65.7	43.2	23.9	13.6
45～59 岁	21.3	31.3	11.9	40.0	24.7	12.8	10.3
≥60 岁	9.2	13.5	4.6	17.1	10.4	4.7	4.4
女性							
小计	32.6	38.6	26.1	44.7	33.5	26.5	25.4
6～11 岁	53.7	58.7	47.6	64.6	53.6	47.8	47.2
12～17 岁	70.3	70.1	70.5	75.0	65.9	69.5	71.9
18～44 岁	24.9	39.5	11.2	51.1	30.5	13.9	7.5
45～59 岁	12.3	18.8	5.5	24.8	13.9	5.9	4.8
≥60 岁	6.5	9.9	2.5	13.1	6.7	3.0	1.6

全国 6 岁及以上居民过去 1 周内曾在餐馆吃早餐、午餐和晚餐的比例分别为 9.8%、9.4% 和 8.3%。城市居民在餐馆吃三餐的比例（分别为 14.0%、12.7% 和 12.4%）均高于农村居民（分别为 5.5%、6.0% 和 4.1%），且大城市、中小城市、普通农村、贫困农村居民在餐馆吃三餐的比例依次降低。男性该比例（分别为 11.1%、11.2% 和 9.6）略高于女性（分别为 8.7%、7.9% 和 7.2%）。早餐、午餐、晚餐在餐馆就餐的比例均为 12～17 岁年龄组最高（分别为 13.2%、14.7% 和 12.2%）。

全国 6 岁及以上居民过去 1 周内曾在单位/学校吃早餐、午餐和晚餐的比例分别为 14.1%、21.6% 和 11.8%。城市居民在单位/学校吃午餐的比例为 24.5%，高于农村居民的 18.5%，吃早餐、晚餐的比例略低；男性该比例均略高于女性。早餐、午餐、晚餐在单位/学校就餐的比例均为 12～17 岁年龄组最高（分别为 42.0%、53.1% 和 37.8%），其次为 6～11 岁儿童少年，成人在单位/学校吃三餐的比例随年龄增加而降低。

与 2002 年相比，我国 6 岁及以上居民过去 1 周内曾在外就餐的比例上升明显（从 14.6% 上升到 35.5%），其中城市居民从 26.1% 上升到 42.2%，农村居民从 8.7% 上升到 28.5%。过去 1 周内曾在外吃早餐的比例从 2002 年的 8.2% 上升到 23.9%，曾在外吃午餐的比例从 8.9% 上升到 31.0%，曾在餐馆吃晚餐的比例从 2.8% 上升到 20.1%。城市和农村的变化趋势基本相同（表 2-69）。

表 2-69　全国 6 岁及以上居民 2010—2012 年和 2002 年在外就餐比较（%）

	合计		城市小计		农村小计	
	2010—2012	2002	2010—2012	2002	2010—2012	2002
合计	35.5	14.6	42.2	26.1	28.5	8.7
早餐	23.9	8.2	25.9	14.4	22.0	5.1
午餐	31.0	8.9	37.2	16.2	24.5	5.1
晚餐	20.1	2.8	21.8	3.9	18.4	2.3

4. 小结

全国 6 岁及以上居民中，有 11.1% 的居民在过去 1 周的进餐频率达不到每日三餐，较 2002 年（8.2%）有所上升。农村居民的进餐频率达不到一日三餐的比例高于城市居民，其中贫困农村居民从不吃早餐的比例（10.4%）明显高于大城市、中小城市和普通农村。中青年从不吃早餐的比例较高（5.8%）。

全国 6 岁及以上居民在外就餐的比例达到 35.5%，远高于 2002 年的 14.6%。各年龄组中，12～17 岁青少年在外就餐比例最高（69.5%），同时男性略高于女性。城市居民该比例（42.2%）明显高于农村居民（28.5%），且大城市、中小城市、普通农村和贫困农村在外就餐的比例依次降低。

（二）身体活动状况

1. 样本情况

本次监测参加身体活动状况分析的样本人群为 6 岁及以上我国居民，共 178 060 人。其中男性 82 517 人（46.3％），女性 95 543 人（53.7％）。

2. 出行方式及出行时间

我国 6 岁及以上居民以步行、骑自行车、坐公交车（公共汽车、地铁、校车）及坐私家车（汽车、摩托车、电动车）和出租车为主要出行方式的比例分别为 38.2％、15.0％、12.0％和 34.8％。男性坐私家车和出租车的比例高于女性（分别为 42.2％和 27.0％），而步行的比例低于女性（分别为 31.1％和 45.7％），骑车和坐公交车的比例差别不大。儿童步行的比例高于青少年（分别为 55.6％和 44.9％），而骑自行车的比例低于青少年（分别为 7.4％和 20.1％）。18 岁及以上成年居民随年龄增长，步行比例升高（三组分别为 26.4％、39.8％和 61.7％），而坐私家车和出租车比例下降（三组分别为 46.2％、32.3％和 16.9％）。城市居民乘坐公交车的比例（14.4％）高于农村（9.7％），其他出行方式在城市和农村间无显著差异（图 2-17）。与 2002 年相比，以步行和骑车为主要出行方式的比例下降（步行从 64.9％降至 38.2％，骑车从 24.6％降至 15.0％），而坐公交车及坐私家车和出租车的比例上升（从 10.5％升至 46.8％）（图 2-15 至图 2-18）。

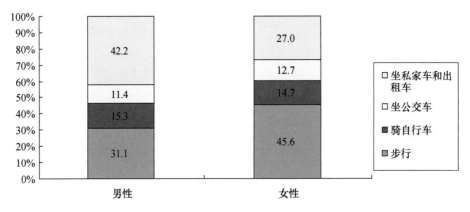

图 2-15   2010—2012 年中国居民不同性别出行方式构成比

我国 6 岁及以上居民平均每天出行时间为 57.5 分钟，男性高于女性（分别为 59.9 分钟和 54.9 分钟），城市高于农村（分别为 59.3 分钟和 55.7 分钟）。随年龄的增长，出行时间增加（表 2-70）。

3. 平均每天做家务时间

我国 6 岁及以上居民平均每天做家务时间为 1.1 小时，女性高于男性（分别为 1.6 小时和 0.6 小时），农村略高于城市（分别为 1.1 小时和 1.0 小时）。从年龄分布看，45～59 岁和 60 岁及以上年龄组做家务时间最长（1.5 小时），其次为 18～44 岁年龄组（1.1 小时），儿童青少年做家务时间最少（表 2-71）。与 2002 年相比，我国居民每天从

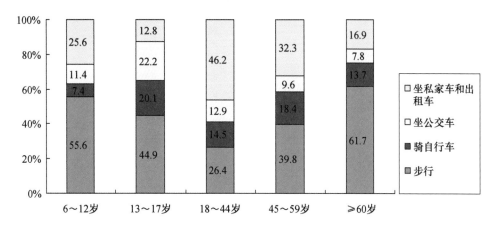

图 2-16　2010—2012 年中国居民不同年龄组出行方式构成比

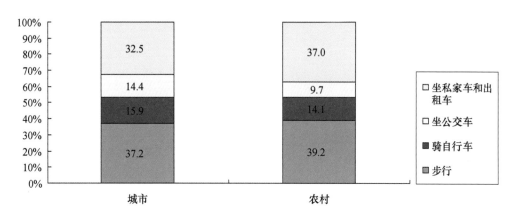

图 2-17　2010—2012 年中国城乡出行方式构成比

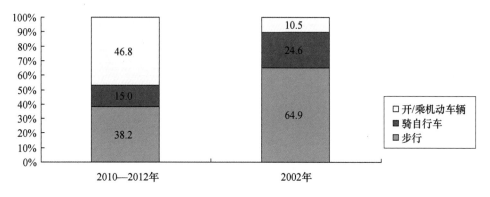

图 2-18　2010—2012 年和 2002 年中国居民出行方式构成比

表 2-70　2010—2012 年中国居民平均每天出行时间（分钟）

	合计		城市小计		农村小计		大城市		中小城市		普通农村		贫困农村	
	$\bar{x}$	SE	$\bar{x}$	SE	$\bar{x}$	SE	$\bar{x}$	SE	$\bar{x}$	SE	$\bar{x}$	SE	$\bar{x}$	SE
合计	57.5	1.6	59.3	2.5	55.7	2.0	69.0	1.7	57.7	2.9	50.5	1.6	67.1	4.6
年龄分组[*]														
6～12 岁	37.8	0.9	36.6	1.1	38.9	1.4	36.3	1.0	36.6	1.3	36.0	1.5	44.7	2.8
13～17 岁	40.2	1.0	42.5	1.6	38.1	1.4	48.3	2.0	41.6	1.8	35.4	1.2	43.6	3.4
18～44 岁	60.3	1.7	60.8	2.4	59.9	2.4	69.5	2.0	59.5	2.8	53.7	1.8	73.3	5.3
45～59 岁	62.8	2.0	64.8	3.2	60.3	2.1	75.8	2.1	62.6	3.9	54.8	1.8	73.7	4.9
≥60 岁	62.3	2.3	68.6	3.9	55.7	2.2	81.2	2.0	66.2	4.6	50.6	1.9	67.5	4.9
性别														
男性	59.9	1.6	61.5	2.6	58.4	2.0	69.7	1.8	60.2	3.0	53.2	1.7	69.8	4.5
女性	54.9	1.6	57.0	2.7	52.7	2.0	68.3	1.8	55.1	3.0	47.6	1.5	64.3	4.9

注：* 年龄根据《中国居民营养与健康状况调查报告之九——2002 行为和生活方式》分组。
SE，标准误。

表 2-71 2010—2012 年中国居民平均每天做家务时间 (小时)

	合计		城市小计		农村小计		大城市		中小城市		普通农村		贫困农村	
	$\bar{x}$	SE	$\bar{x}$	SE	$\bar{x}$	SE	$\bar{x}$	SE	$\bar{x}$	SE	$\bar{x}$	SE	$\bar{x}$	SE
合计	1.1	0.0	1.0	0.0	1.1	0.0	1.0	0.0	1.1	0.1	1.1	0.0	1.3	0.1
年龄分组[*]														
6~12 岁	0.2	0.0	0.2	0.0	0.2	0.0	0.3	0.0	0.2	0.0	0.2	0.0	0.3	0.0
13~17 岁	0.4	0.0	0.3	0.0	0.4	0.0	0.3	0.0	0.3	0.0	0.4	0.0	0.5	0.1
18~44 岁	1.1	0.0	1.0	0.1	1.2	0.0	0.8	0.0	1.0	0.1	1.1	0.0	1.4	0.1
45~59 岁	1.5	0.0	1.4	0.1	1.5	0.0	1.4	0.0	1.5	0.1	1.5	0.1	1.7	0.1
≥60 岁	1.5	0.0	1.5	0.0	1.5	0.0	1.5	0.0	1.5	0.1	1.4	0.1	1.6	0.1
性别														
男性	0.6	0.0	0.6	0.0	0.7	0.0	0.7	0.0	0.6	0.0	0.6	0.1	0.8	0.1
女性	1.6	0.0	1.5	0.1	1.6	0.0	1.4	0.0	1.5	0.1	1.6	0.1	1.8	0.1

注：* 年龄根据《中国居民营养与健康状况调查报告之九——2002 行为和生活方式》分组。
SE，标准误。

事家务劳动的时间降低明显。2010—2012 年，城乡各年龄组居民每天做家务时间除 6～12 岁组无变化外，其余均低于 2002 年。城市男性做家务时间略有减少，农村男性稍有增加；城乡女性居民做家务时间均明显减少（表 2-72）。

表 2-72　2010—2012 年和 2002 年中国居民平均每天做家务时间比较（小时）

	合计		城市小计		农村小计	
	2010—2012	2002	2010—2012	2002	2010—2012	2002
合计	1.1	1.6	1.0	1.6	1.1	1.7
年龄分组						
6～12 岁	0.2	0.2	0.2	0.2	0.2	0.2
13～17 岁	0.4	0.5	0.3	0.4	0.4	0.5
18～44 岁	1.1	2.1	1.0	1.9	1.2	2.2
45～59 岁	1.5	2.2	1.4	2.1	1.5	2.2
≥60 岁	1.5	1.9	1.5	2.0	1.5	1.9
性别						
男性	0.6	0.7	0.6	0.8	0.7	0.6
女性	1.6	2.5	1.5	2.2	1.6	2.6

4. 业余静态生活时间

我国 6 岁及以上居民平均每天闲暇静坐活动（看电视、使用电脑、玩电子游戏、阅读、写作业、坐着打牌等）时间为 2.7 小时，男性与女性相等，城市高于农村（分别为 2.8 小时和 2.6 小时）。从年龄分布看，13～17 岁年龄组静坐活动时间最长（3.2 小时），其余各年龄组差别不大（表 2-73）。与 2002 年相比，2010—2012 年我国 6 岁及以上居民平均每天闲暇静坐活动时间增加了 0.1 小时，其中城市居民减少了 0.4 小时，农村居民增加了 0.3 小时。城市居民中 6～17 岁儿童青少年静坐时间增加，而成年人减少；农村各年龄段居民均有所增加（表 2-74）。

5. 睡眠情况

我国 6 岁及以上居民平均每天睡眠时间是 7.9 小时，男性和女性相同。城市居民睡眠时间少于农村居民（分别为 7.8 小时和 8.0 小时）；6～12 岁年龄组睡眠时间最长（8.9 小时），其次是 13～17 岁年龄组和 18～44 岁年龄组（7.9 小时），45～60 岁和 60 岁及以上两个年龄组睡眠时间最短（7.6 小时）（表 2-75）。与 2002 年相比，2010—2012 年我国居民平均每天睡眠时间减少了 0.4 小时（表 2-76）。

表 2-73 2010—2012 年中国居民平均每天静坐活动时间（小时）

	合计		城市小计		农村小计		大城市		中小城市		普通农村		贫困农村	
	$\bar{x}$	SE	$\bar{x}$	SE	$\bar{x}$	SE	$\bar{x}$	SE	$\bar{x}$	SE	$\bar{x}$	SE	$\bar{x}$	SE
合计	2.7	0.0	2.8	0.1	2.6	0.0	3.0	0.1	2.8	0.1	2.6	0.0	2.5	0.1
年龄分组*														
6～12 岁	2.6	0.0	2.7	0.1	2.6	0.0	2.9	0.1	2.7	0.1	2.6	0.1	2.6	0.1
13～17 岁	3.2	0.1	3.4	0.1	3.0	0.1	3.6	0.1	3.4	0.1	3.2	0.1	2.8	0.2
18～44 岁	2.7	0.0	2.8	0.1	2.6	0.0	2.9	0.1	2.8	0.1	2.6	0.0	2.5	0.1
45～59 岁	2.6	0.0	2.7	0.1	2.4	0.0	2.9	0.1	2.7	0.1	2.5	0.1	2.2	0.1
≥60 岁	2.6	0.1	2.8	0.1	2.4	0.1	3.2	0.1	2.8	0.1	2.5	0.1	2.2	0.1
性别														
男性	2.7	0.0	2.9	0.1	2.6	0.0	3.0	0.1	2.8	0.1	2.7	0.0	2.5	0.1
女性	2.7	0.0	2.8	0.1	2.6	0.0	2.9	0.1	2.7	0.1	2.6	0.1	2.4	0.1

注：* 年龄根据《中国居民营养与健康状况调查报告之九——2002 行为和生活方式》分组。
SE，标准误。

6. 小结

对我国居民身体活动的现状和变化趋势进行分析发现：

1. 越来越多的人选择开/乘机动车辆作为出行方式，而骑车和步行的人数减少。

2. 每天做家务时间较 2002 年显著减少，女性仍为家务劳动的主要承担者，农村居民家务劳动时间高于城市居民。

3. 业余静坐活动时间总体变化不大，但城市成年居民有所减少，而儿童青少年增加明显，农村各年龄段居民的业余静坐活动时间均有所增加。

表 2-74 2010—2012 年和 2002 年中国居民平均每天静坐活动时间比较（小时）

	合计		城市小计		农村小计	
	2010—2012	2002	2010—2012	2002	2010—2012	2002
合计	2.7	2.6	2.8	3.2	2.6	2.3
年龄分组						
6～12 岁	2.6	2.2	2.7	2.3	2.6	2.1
13～17 岁	3.2	2.5	3.4	2.8	3.0	2.4
18～44 岁	2.7	2.8	2.8	3.4	2.6	2.5
45～59 岁	2.6	2.6	2.7	3.2	2.4	2.2
≥60 岁	2.6	2.6	2.8	3.2	2.4	2.1
性别						
男性	2.7	2.7	2.9	3.4	2.6	2.5
女性	2.7	2.5	2.8	3.0	2.6	2.2

研究表明，积极参加各种形式的身体活动（包括步行/骑车出行、做家务、锻炼等）对预防慢性病的发生、发展和康复有积极作用，而静坐活动是这些疾病的独立危险因素。另外，睡眠不足也是慢性病发生的危险因素。因此，针对我国目前肥胖、高血压、糖尿病、血脂异常等疾病的发病率快速上升的现状，应鼓励居民多动少静、睡眠充足，并应特别关注学龄前儿童青少年。

表 2-75　2010—2012 年中国居民平均每天睡眠时间（小时）

	合计		城市小计		农村小计		大城市		中小城市		普通农村		贫困农村	
	$\bar{x}$	SE	$\bar{x}$	SE	$\bar{x}$	SE	$\bar{x}$	SE	$\bar{x}$	SE	$\bar{x}$	SE	$\bar{x}$	SE
合计	7.9	0.0	7.8	0.0	8.0	0.0	7.7	0.0	7.8	0.0	7.9	0.1	8.1	0.0
年龄分组[*]														
6~12 岁	8.9	0.0	8.9	0.0	8.9	0.0	8.9	0.1	8.9	0.1	8.9	0.0	8.8	0.1
13~17 岁	7.9	0.0	7.8	0.1	8.0	0.1	7.7	0.1	7.8	0.1	7.9	0.1	8.3	0.1
18~44 岁	7.9	0.0	7.9	0.0	8.0	0.0	7.7	0.0	7.9	0.0	7.9	0.0	8.1	0.0
45~59 岁	7.6	0.0	7.6	0.1	7.7	0.0	7.4	0.0	7.6	0.1	7.7	0.1	7.9	0.1
≥60 岁	7.6	0.1	7.5	0.1	7.7	0.1	7.3	0.1	7.5	0.1	7.6	0.1	8.0	0.1
性别														
男性	7.9	0.0	7.8	0.0	8.0	0.0	7.7	0.0	7.8	0.0	7.9	0.1	8.1	0.1
女性	7.9	0.0	7.8	0.0	8.0	0.0	7.7	0.0	7.9	0.0	8.0	0.1	8.2	0.0

注：[*] 年龄根据《中国居民营养与健康状况调查报告之九——2002 行为和生活方式》分组。
SE，标准误。

表 2-76　2010—2012 年和 2002 年中国居民平均每天睡眠时间比较（小时）

	合计		城市小计		农村小计	
	2010—2012	2002	2010—2012	2002	2010—2012	2002
合计	7.9	8.3	7.8	8.0	8.0	8.4
年龄分组						
6～12 岁	8.9	9.1	8.9	9.1	8.9	9.2
13～17 岁	7.9	8.5	7.8	8.1	8.0	8.6
18～44 岁	7.9	8.2	7.9	8.0	8.0	8.3
45～59 岁	7.6	7.9	7.6	7.7	7.7	8.0
≥60 岁	7.6	7.8	7.5	7.5	7.7	7.9
性别						
男性	7.9	8.3	7.8	8.0	8.0	8.3
女性	7.9	8.3	7.8	8.1	8.0	8.4

五、营养相关性慢性病

（一）平均血脂水平及血脂异常情况

1. 样本情况

2010—2012 年可用于分析的中国 18 岁及以上成年居民共 106 673 人。其中男性 45 595 人（42.7%），女性 61 078 人（57.3%）；18～44 岁 33 771 人（31.7%），45～59 岁 40 001 人（37.5%），60 岁及以上 32 901 人（30.8%）。

用于分析的中国城市 18 岁及以上成年居民共 54 042 人。其中大城市 23 748 人（43.9%），中小城市 30 294 人（56.1%）；男性 22 308 人（41.3%），女性 31 734 人（58.7%）；18～44 岁、45～59 岁和 60 岁及以上人群分别为 15 854 人（29.3%）、20 234 人（37.4%）和 17 954 人（33.2%）。

用于分析的中国农村 18 岁及以上成年居民共 52 631 人。其中普通农村 34 381 人（65.3%），贫困农村 18 250 人（34.7）；男性 23 287 人（44.2%），女性 29 344 人（55.8%）；18～44 岁、45～59 岁和 60 岁及以上人群分别为 17 917 人（34.0%）、19 767 人（37.6%）和 14 947 人（28.4%）。

2. 我国城市 18 岁及以上人群的血脂水平

（1）血清总胆固醇

中国 18 岁及以上成年人血清总胆固醇水平平均为 4.50 mmol/L。男性为 4.50 mmol/L，女性为 4.50 mmol/L，两者水平相同。18～44 岁为 4.27mmol/L，45～59 岁为

4.77mmol/L，60 岁及以上为 4.85 mmol/L，血清总胆固醇水平随年龄增加而升高。城市和农村人群血清总胆固醇水平分别为 4.58mmol/L 和 4.41 mmol/L，城市高于农村。大城市、中小城市、普通农村和贫困农村人群血清总胆固醇水平分别为 4.66 mmol/L、4.57mmol/L、4.46 mmol/L 和 4.30 mmol/L，大城市最高，贫困农村最低（表 2-77、图 2-19）。

（2）血清甘油三酯

中国 18 岁及以上成年人血清甘油三酯水平平均为 1.38mmol/L。男性为 1.51 mmol/L，女性为 1.25 mmol/L，男性高于女性。18～44 岁为 1.30 mmol/L，45～59 岁为 1.52 mmol/L，60 岁及以上为 1.40 mmol/L。城市和农村人群血清甘油三酯水平分别为 1.42 mmol/L 和 1.32 mmol/L，城市高于农村。大城市、中小城市、普通农村和贫困农村人群血清甘油三酯水平分别为 1.46 mmol/L、1.42 mmol/L、1.36 mmol/L 和 1.27mmol/L，大城市最高，贫困农村最低（表 2-78 和图 2-20）。

（3）血清 HDL-C

中国 18 岁及以上成年人血清 HDL-C 水平平均为 1.19mmol/L。男性为 1.14 mmol/L，女性为 1.22 mmol/L，女性高于男性。18～44 岁为 1.17mmol/L，45～59 岁为 1.20 mmol/L，60 岁及以上为 1.22 mmol/L，血清 HDL-C 有随年龄增加而升高的趋势。城市和农村人群血清 HDL-C 水平分别为 1.19mmol/L 和 1.18mmol/L，差异不大。大城市、中小城市、普通农村和贫困农村人群血清 HDL-C 水平分别为 1.16 mmol/L、1.20 mmol/L、1.18mmol/L 和 1.18mmol/L，差异不明显（表 2-79 和图 2-21）。

（4）血清 LDL-C

中国 18 岁及以上成年人血清 LDL-C 水平平均为 2.70 mmol/L。男性为 2.69mmol/L，女性为 2.71 mmol/L，性别之间无明显差异。18～44 岁为 2.52 mmol/L，45～59 岁为 2.90 mmol/L，60 岁及以上为 3.00 mmol/L，血清 LDL-C 水平有随年龄增加而升高的趋势。城市和农村人群血清 LDL-C 水平分别为 2.76 mmol/L 和 2.64 mmol/L，城市高于农村。大城市、中小城市、普通农村和贫困农村人群血清 LDL-C 水平分别为 2.86 mmol/L、2.74 mmol/L、2.68mmol/L 和 2.56 mmol/L，大城市最高，贫困农村最低（表 2-80 和图 2-22）。

与 2002 年全国居民营养与健康状况调查结果相比，血清总胆固醇水平由 3.81 mmol/L 上升到 4.50 mmol/L，平均增加了 0.69mmol/L；甘油三酯水平由 1.10 mmol/L 上升到 1.38mmol/L，平均增加了 0.28mmol/L；LDL-C 水平由 1.99mmol/L 上升到 2.70 mmol/L，平均增加了 0.71 mmol/L；HDL-C 水平由 1.30 mmol/L 下降到 1.19mmol/L，平均减少了 0.11 mmol/L（图 2-19 至图 2-22）。各年龄组有相同的变化趋势。

表 2-77 我国 18 岁及以上居民平均血清总胆固醇水平（mmol/L）

	合计		城市小计		农村小计		大城市		中小城市		普通农村		贫困农村	
	$\bar{x}$	SE	$\bar{x}$	SE	$\bar{x}$	SE	$\bar{x}$	SE	$\bar{x}$	SE	$\bar{x}$	SE	$\bar{x}$	SE
合计	4.50	0.03	4.58	0.05	4.41	0.04	4.66	0.04	4.57	0.06	4.46	0.05	4.30	0.06
男	4.50	0.03	4.58	0.05	4.42	0.04	4.64	0.03	4.57	0.06	4.48	0.05	4.29	0.06
女	4.50	0.03	4.58	0.05	4.41	0.04	4.69	0.05	4.57	0.06	4.45	0.05	4.32	0.06
18~44 岁														
小计	4.27	0.03	4.33	0.05	4.22	0.04	4.37	0.03	4.33	0.05	4.26	0.05	4.15	0.06
男	4.37	0.04	4.44	0.05	4.30	0.04	4.49	0.04	4.44	0.06	4.36	0.06	4.19	0.06
女	4.17	0.03	4.22	0.05	4.13	0.04	4.25	0.04	4.21	0.05	4.15	0.05	4.10	0.06
45~59 岁														
小计	4.77	0.04	4.85	0.05	4.67	0.04	4.90	0.03	4.84	0.06	4.73	0.05	4.53	0.07
男	4.69	0.04	4.76	0.06	4.61	0.04	4.79	0.03	4.75	0.07	4.66	0.05	4.47	0.07
女	4.85	0.04	4.94	0.05	4.74	0.04	5.01	0.03	4.93	0.06	4.80	0.05	4.59	0.07
≥60 岁														
小计	4.85	0.04	4.93	0.05	4.76	0.05	5.01	0.05	4.92	0.06	4.83	0.06	4.59	0.06
男	4.64	0.03	4.71	0.05	4.57	0.04	4.79	0.05	4.70	0.06	4.64	0.06	4.42	0.07
女	5.04	0.04	5.14	0.06	4.94	0.04	5.21	0.05	5.12	0.08	5.02	0.05	4.76	0.07

注：SE，标准误。

表2-78 我国18岁及以上居民平均血清甘油三酯水平（mmol/L）

	合计		城市小计		农村小计		大城市		中小城市		普通农村		贫困农村	
	$\bar{x}$	SE合计	$\bar{x}$	SE合计	$\bar{x}$	SE合计	$\bar{x}$	SE合计	$\bar{x}$	SE合计	$\bar{x}$	SE合计	$\bar{x}$	SE合计
合计	1.38	0.02	1.42	0.02	1.33	0.02	1.46	0.04	1.42	0.03	1.36	0.03	1.27	0.02
男	1.51	0.02	1.59	0.03	1.43	0.02	1.63	0.04	1.58	0.03	1.47	0.03	1.33	0.02
女	1.25	0.01	1.26	0.02	1.23	0.02	1.28	0.04	1.25	0.02	1.24	0.02	1.21	0.03
18~44岁														
小计	1.30	0.02	1.34	0.02	1.27	0.02	1.30	0.03	1.34	0.03	1.28	0.03	1.22	0.02
男	1.52	0.02	1.61	0.03	1.44	0.03	1.58	0.04	1.61	0.04	1.49	0.04	1.35	0.03
女	1.07	0.01	1.05	0.02	1.08	0.02	1.00	0.03	1.06	0.02	1.07	0.02	1.09	0.03
45~59岁														
小计	1.53	0.02	1.58	0.03	1.48	0.02	1.63	0.04	1.56	0.03	1.52	0.03	1.40	0.03
男	1.61	0.02	1.69	0.03	1.51	0.03	1.79	0.04	1.67	0.04	1.56	0.04	1.40	0.03
女	1.46	0.02	1.46	0.02	1.46	0.02	1.46	0.03	1.46	0.03	1.48	0.03	1.41	0.03
≥60岁														
小计	1.40	0.02	1.45	0.03	1.35	0.02	1.56	0.03	1.43	0.03	1.38	0.02	1.28	0.03
男	1.28	0.02	1.33	0.03	1.22	0.02	1.48	0.04	1.31	0.03	1.25	0.02	1.16	0.03
女	1.52	0.02	1.56	0.03	1.47	0.03	1.63	0.03	1.55	0.04	1.50	0.03	1.40	0.04

注：SE，标准误。

表 2-79　我国 18 岁及以上居民平均血清 HDL-C 水平（mmol/L）

	合计		城市小计		农村小计		大城市		中小城市		普通农村		贫困农村	
	$\bar{x}$	SE	$\bar{x}$	SE	$\bar{x}$	SE	$\bar{x}$	SE	$\bar{x}$	SE	$\bar{x}$	SE	$\bar{x}$	SE
合计	1.19	0.01	1.19	0.01	1.18	0.02	1.16	0.01	1.20	0.02	1.18	0.02	1.18	0.03
男	1.14	0.01	1.14	0.01	1.15	0.02	1.09	0.01	1.15	0.02	1.15	0.02	1.15	0.03
女	1.23	0.01	1.25	0.01	1.22	0.02	1.24	0.02	1.25	0.02	1.22	0.02	1.20	0.03
18~44 岁														
小计	1.17	0.01	1.18	0.01	1.17	0.02	1.17	0.01	1.18	0.01	1.17	0.02	1.16	0.03
男	1.12	0.01	1.11	0.01	1.12	0.02	1.08	0.01	1.12	0.01	1.12	0.02	1.13	0.03
女	1.24	0.01	1.26	0.01	1.21	0.02	1.27	0.02	1.26	0.02	1.26	0.02	1.20	0.03
45~59 岁														
小计	1.20	0.01	1.20	0.01	1.19	0.02	1.16	0.01	1.21	0.02	1.20	0.02	1.18	0.03
男	1.17	0.01	1.16	0.02	1.18	0.02	1.08	0.01	1.17	0.02	1.18	0.02	1.18	0.03
女	1.23	0.01	1.25	0.01	1.21	0.02	1.24	0.02	1.25	0.02	1.22	0.02	1.19	0.03
≥60 岁														
小计	1.22	0.01	1.22	0.02	1.23	0.02	1.15	0.01	1.23	0.02	1.23	0.02	1.22	0.03
男	1.21	0.01	1.20	0.02	1.23	0.02	1.12	0.02	1.22	0.02	1.23	0.02	1.22	0.03
女	1.23	0.01	1.24	0.02	1.23	0.02	1.19	0.02	1.25	0.02	1.24	0.02	1.22	0.03

注：SE. 标准误。

表 2-80　我国 18 岁及以上居民平均血清 LDL-C 水平（mmol/L）

	合计		城市小计		农村小计		大城市		中小城市		普通农村		贫困农村	
	$\bar{x}$	SE	$\bar{x}$	SE	$\bar{x}$	SE	$\bar{x}$	SE	$\bar{x}$	SE	$\bar{x}$	SE	$\bar{x}$	SE
合计	2.70	0.03	2.76	0.04	2.64	0.03	2.86	0.04	2.74	0.05	2.68	0.04	2.56	0.04
男	2.69	0.03	2.75	0.05	2.64	0.03	2.84	0.03	2.73	0.05	2.68	0.04	2.54	0.05
女	2.71	0.03	2.77	0.05	2.64	0.03	2.88	0.05	2.75	0.05	2.68	0.04	2.57	0.04
18～44 岁														
小计	2.52	0.03	2.56	0.04	2.49	0.03	2.63	0.03	2.55	0.05	2.52	0.04	2.43	0.05
男	2.59	0.03	2.63	0.05	2.55	0.04	2.72	0.03	2.62	0.05	2.59	0.05	2.46	0.05
女	2.46	0.03	2.49	0.04	2.43	0.03	2.53	0.03	2.48	0.05	2.45	0.04	2.41	0.05
45～59 岁														
小计	2.90	0.03	2.96	0.05	2.83	0.03	3.03	0.03	2.94	0.06	2.87	0.04	2.72	0.05
男	2.83	0.03	2.87	0.05	2.77	0.03	2.94	0.03	2.86	0.06	2.81	0.04	2.68	0.05
女	2.97	0.03	3.05	0.05	2.89	0.03	3.12	0.03	3.03	0.06	2.93	0.04	2.77	0.05
≥60 岁														
小计	3.00	0.03	3.06	0.06	2.93	0.04	3.17	0.05	3.04	0.07	2.98	0.05	2.80	0.05
男	2.86	0.03	2.91	0.05	2.80	0.04	3.02	0.05	2.89	0.06	2.85	0.05	2.68	0.05
女	3.13	0.04	3.20	0.06	3.05	0.04	3.30	0.06	3.18	0.07	3.11	0.05	2.92	0.05

注：SE，标准误。

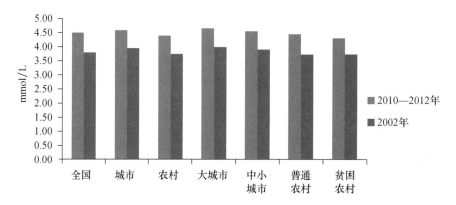

图 2-19　2010—2012 年与 2002 年成年人血清总胆固醇水平比较

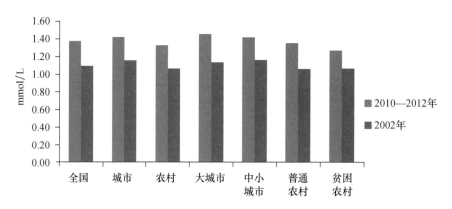

图 2-20　2010—2012 年与 2002 年成年人血清甘油三酯水平比较

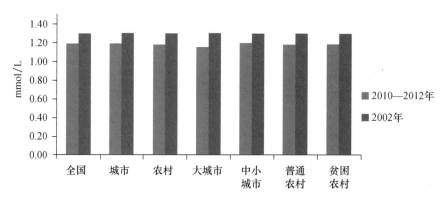

图 2-21　2010—2012 年与 2002 年成年人血清 HDL-C 水平比较

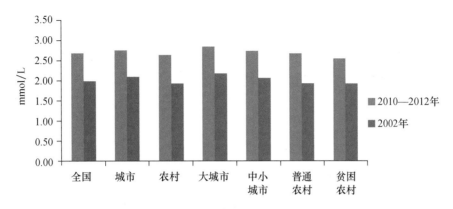

图 2-22 2010—2012 年与 2002 年成年人血清 LDL-C 水平比较

3. 血脂异常患病率

（1）高胆固醇血症患病率

我国 18 岁及以上成年人高胆固醇血症患病率为 4.9%。男性为 4.7%，女性为 5.1%，女性略高于男性。18～44 岁、45～59 岁、60 岁及以上人群患病率分别为 2.9%、7.1% 和 8.6%，患病率随年龄增加而升高。城市和农村高胆固醇血症患病率分别为 5.6% 和 4.3%，城市高于农村。大城市、中小城市、普通农村和贫困农村高胆固醇血症患病率分别为 6.0%、5.5%、4.7% 和 3.5%（表 2-81）。

（2）胆固醇边缘升高患病率

我国 18 岁及以上成年人胆固醇边缘升高患病率为 17.4%。男性为 17.6%，女性为 17.2%，男性与女性患病率无显著差异。18～44 岁、45～59 岁、60 岁及以上人群患病率分别为 12.4%、23.4% 和 25.6%，患病率随年龄增加而升高。城市和农村胆固醇边缘升高患病率分别为 19.2% 和 15.7%，城市高于农村。大城市、中小城市、普通农村和贫困农村胆固醇边缘升高患病率分别为 21.8%、18.7%、16.7% 和 13.4%（表 2-82）。

（3）高甘油三酯血症患病率

我国 18 岁及以上成年人高甘油三酯血症患病率为 13.1%。男性为 16.7%，女性为 9.8%，男性高于女性。18～44 岁、45～59 岁、60 岁及以上人群患病率分别为 11.8%、16.5% 和 12.4%，中年人群患病率高于其他两个年龄组人群。城市和农村高甘油三酯血症患病率分别为 14.1% 和 12.2%，城市略高于农村。大城市、中小城市、普通农村和贫困农村高甘油三酯血症患病率分别为 14.6%、14.0%、12.7% 和 10.9%（表 2-83）。

（4）甘油三酯边缘升高患病率

我国 18 岁及以上成年人甘油三酯边缘升高患病率为 10.6%。男性为 11.7%，女性为 9.4%，男性高于女性。18～44 岁、45～59 岁、60 岁及以上人群患病率分别为 9.0%、12.7% 和 12.6%，青年人群低于中年人群和老年人群。城市和农村甘油三酯边缘升高患病率分别为 11.4% 和 9.7%，城市略高于农村。大城市、中小城市、普通农村和贫困农村甘油三酯边缘升高患病率分别为 12.0％、11.3％、10.0％和 9.1％（表 2-84）。

（5）低 HDL-C 血症患病率

我国 18 岁及以上成年人低 HDL-C 血症患病率为 33.9％。男性为 40.4％，女性为 27.1％，男性高于女性。18～44 岁、45～59 岁、60 岁及以上人群患病率分别为 34.4％、34.2％和 31.4％。城市为 32.8％，农村为 35.0％。大城市、中小城市、普通农村和贫困农村低 HDL-C 血症患病率分别为 36.0％、32.2％、34.8％和 35.2％（表 2-85）。

（6）高 LDL-C 血症患病率

我国 18 岁及以上成年人高 LDL-C 血症患病率为 4.8％。男性为 4.6％，女性为 5.1％，女性略高于男性。18～44 岁、45～59 岁、60 岁及以上人群患病率分别为 2.7％、6.9％和 8.8％，患病率随年龄增加而升高。城市为 5.5％，农村为 4.2％，城市高于农村。大城市、中小城市、普通农村和贫困农村高 LDL-C 血症患病率分别为 6.2％、5.3％、4.6％和 3.3％（表 2-86）。

（7）LDL-C 边缘升高患病率：

我国 18 岁及以上成年人 LDL-C 边缘升高患病率为 14.1％。男性为 14.2％，女性为 13.9％，男性与女性患病率接近。18～44 岁、45～59 岁、60 岁及以上人群患病率分别为 9.9％、18.5％和 21.4％，患病率随年龄增加而升高。城市为 15.4％，农村为 12.7％，城市略高于农村。大城市、中小城市、普通农村和贫困农村 LDL-C 边缘升高患病率分别为 17.9％、15.0％、13.6％和 10.5％（表 2-87）。

4. 血脂异常患病率的比较

与 2002 年结果进行比较时，按照 2002 年全国居民营养与健康调查采用的诊断标准对本次监测数据重新计算血脂异常患病率。

与 2002 年相比，我国 18 岁及以上成年人高胆固醇血症患病率由 2.9％上升到 11.0％，其中城市由 4.1％上升到 12.2％，农村由 2.4％上升到 9.7％。18～44 岁、45～59 岁、60 岁及以上人群患病率分别为由 2002 年的 1.8％、4.7％和 6.1％上升到 6.7％、15.7％和 18.1％（表 2-88）。胆固醇边缘升高患病率由 2002 年的 3.9％上升到 10.6％，其中城市由 5.1％上升到 11.7％，农村由 3.3％上升到 9.5％。18～44 岁、45～59 岁、60 岁及以上人群胆固醇边缘升高患病率分别为由 2002 年的 2.6％、5.9％和 6.2％上升到 7.9％、13.8％和 15.0％（表 2-89）。

表 2-81　我国 18 岁及以上居民高胆固醇血症患病率 (%)

	全国合计		城市小计		大城市		中小城市		农村小计		普通农村		贫困农村	
	%	95%CI	%	95%CI	%	95%CI	%	95%CI	%	95%CI	%	95%CI	%	95%CI
合计	4.9	4.3~5.6	5.6	4.5~6.6	6.0	5.0~6.9	5.5	4.2~6.7	4.3	3.7~4.9	4.7	3.9~5.4	3.5	2.5~4.4
男	4.7	4.1~5.3	5.1	4.1~6.1	5.5	4.3~6.6	5.0	3.8~6.2	4.3	3.7~5.0	4.7	3.9~5.6	3.4	2.3~4.5
女	5.1	4.4~5.9	6.0	4.7~7.3	6.5	5.3~7.7	5.9	4.4~7.5	4.2	3.6~4.9	4.5	3.7~5.4	3.6	2.6~4.5
18~44 岁														
小计	2.9	2.5~3.3	2.9	2.3~3.6	3.1	2.2~4.0	2.9	2.2~3.6	2.8	2.3~3.3	3.0	2.4~3.5	2.5	1.5~3.5
男	3.9	3.3~4.5	4.1	3.2~5.0	4.5	3.1~6.0	4.0	3.0~5.1	3.7	3.0~4.4	4.1	3.2~5.0	2.9	1.7~4.1
女	1.8	1.5~2.1	1.8	1.2~2.3	1.5	1.1~2.0	1.8	1.2~2.5	1.9	1.5~2.3	1.7	1.3~2.2	2.1	1.2~2.9
45~59 岁														
小计	7.1	6.1~8.2	8.0	6.3~9.8	7.5	6.4~8.5	8.1	6.0~10.3	6.1	5.1~7.0	6.6	5.4~7.8	4.8	3.4~6.1
男	6.2	5.2~7.3	6.7	4.9~8.4	5.9	4.7~7.0	6.8	4.7~9.0	5.7	4.7~6.6	6.1	4.9~7.3	4.7	3.1~6.2
女	8.1	6.9~9.3	9.4	7.5~11.3	9.1	7.8~10.5	9.4	7.1~11.8	6.5	5.5~7.5	7.1	5.8~8.5	4.8	3.5~6.2
≥60 岁														
小计	8.6	7.2~10.1	9.9	7.3~12.5	10.9	9.1~12.7	9.7	6.6~12.9	7.3	6.2~8.3	8.0	6.5~9.5	5.5	4.2~6.8
男	5.3	4.5~6.1	5.8	4.5~7.1	7.4	5.0~9.8	5.5	3.9~7.1	4.7	3.9~5.5	5.2	4.1~6.3	3.6	2.5~4.7
女	11.8	9.6~14.0	13.8	9.9~17.7	14.0	12.2~15.8	13.8	9.0~18.5	9.7	8.3~11.1	10.7	8.8~12.6	7.4	5.5~9.2

注: CI, 置信区间。

表 2-82　我国 18 岁及以上居民胆固醇边缘升高患病率（%）

	全国合计		城市小计		农村小计		大城市		中小城市		普通农村		贫困农村	
	%	95%CI	%	95%CI	%	95%CI	%	95%CI	%	95%CI	%	95%CI	%	95%CI
合计	17.4	16.1~18.8	19.2	17.1~21.3	15.7	14.1~17.3	21.8	19.9~23.7	18.7	16.3~21.2	16.7	14.6~18.8	13.4	11.2~15.6
男	17.6	16.1~19.2	19.3	16.9~21.6	16.0	14.2~17.8	20.8	19.3~22.4	19.0	16.2~21.8	17.2	14.8~19.6	13.3	10.8~15.8
女	17.2	15.9~18.6	19.1	17.0~21.2	15.3	13.8~16.8	22.8	19.6~25.9	18.5	15.9~21.0	16.1	14.1~18.1	13.4	11.3~15.6
18~44 岁														
小计	12.4	11.1~13.7	13.5	11.4~15.6	11.4	9.9~12.8	14.5	12.9~16.1	13.4	10.9~15.8	11.9	9.9~13.8	10.3	8.0~12.5
男	15.0	13.4~16.6	16.4	13.9~18.9	13.7	11.9~15.5	17.4	14.7~20.0	16.3	13.3~19.2	14.6	12.2~17.1	11.8	9.2~14.4
女	9.6	8.4~10.8	10.5	8.4~12.5	8.8	7.6~10.0	11.4	10.0~12.7	10.3	7.9~12.8	8.9	7.4~10.5	8.6	6.7~10.6
45~59 岁														
小计	23.4	21.7~25.0	25.2	22.8~27.6	21.2	19.3~23.1	27.9	25.6~30.1	24.7	21.7~27.7	22.6	20.2~25.0	17.8	14.4~21.2
男	21.4	19.7~23.0	22.7	20.3~25.2	19.7	17.6~21.9	25.1	22.7~27.5	22.2	19.2~25.2	21.1	18.4~23.9	16.3	12.9~19.8
女	25.5	23.7~27.3	27.8	25.1~30.5	22.7	20.9~24.6	30.7	28.3~33.2	27.2	23.9~30.5	24.1	21.8~26.3	19.4	15.7~23.1
≥60 岁														
小计	25.6	24.0~27.2	27.4	25.4~29.4	23.7	21.3~26.0	29.9	27.1~32.8	26.9	24.5~29.4	25.5	22.4~28.7	19.3	16.1~22.4
男	21.1	19.2~23.0	22.8	20.0~25.6	19.2	16.8~21.6	22.5	20.2~24.8	22.9	19.5~26.3	21.0	17.7~24.2	15.1	12.2~18.0
女	29.9	28.3~31.4	31.7	29.8~33.5	28.0	25.5~30.4	36.6	33.0~40.3	30.7	28.6~32.8	29.9	26.7~33.1	23.3	19.5~27.1

注：CI，置信区间。

表 2-83　我国 18 岁及以上居民高甘油三酯血症患病率（%）

	全国合计		城市小计		农村小计		大城市		中小城市		普通农村		贫困农村	
	%	95%CI	%	95%CI	%	95%CI	%	95%CI	%	95%CI	%	95%CI	%	95%CI
合计	13.1	12.4~13.9	14.1	13.0~15.3	12.2	11.2~13.1	14.6	12.9~16.3	14.0	12.8~15.3	12.7	11.4~14.0	10.9	9.8~12.0
男	16.7	15.7~17.6	18.4	17.0~19.8	14.5	13.4~15.7	18.6	16.4~20.7	18.4	16.7~20.1	15.4	13.7~17.0	12.7	11.4~14.0
女	9.8	9.0~10.5	9.8	8.7~10.9	9.7	8.7~10.6	10.5	8.8~12.2	9.7	8.3~11.0	10.0	8.8~11.2	8.9	7.5~10.4
18~44 岁														
小计	11.8	11.0~12.7	12.6	11.3~13.8	11.2	10.2~12.2	11.3	9.7~12.9	12.8	11.3~14.2	11.6	10.2~13.0	10.3	9.0~11.5
男	17.2	16.0~18.4	19.1	17.3~21.0	15.5	14.0~17.0	17.2	14.5~19.9	19.4	17.3~21.6	16.3	14.1~18.4	13.8	12.2~15.4
女	6.2	5.5~6.8	5.7	4.6~6.7	6.6	5.7~7.5	4.8	3.7~6.0	5.8	4.6~7.0	6.7	5.6~7.7	6.5	4.8~8.2
45~59 岁														
小计	16.5	15.5~17.4	17.6	16.2~18.9	15.0	13.8~16.2	18.7	16.4~21.0	17.3	5.8~18.9	15.6	14.1~17.2	13.5	11.8~15.2
男	18.8	17.6~19.9	21.3	19.7~22.9	15.7	14.4~17.1	23.3	20.6~25.9	20.9	19.0~22.8	16.7	14.9~18.5	13.3	11.4~15.2
女	14.0	13.0~15.0	13.7	12.2~15.2	14.3	13.0~15.6	13.9	11.9~15.9	13.7	11.9~15.5	14.5	12.9~16.2	13.7	11.6~15.8
≥60 岁														
小计	12.4	11.6~13.3	13.4	12.0~14.7	11.4	10.4~12.5	16.1	14.4~17.7	12.8	11.3~14.4	12.3	10.9~13.6	9.5	7.9~11.1
男	9.7	9.0~10.5	10.4	9.2~11.7	8.9	8.0~9.8	13.5	11.6~15.4	9.9	8.4~11.3	9.6	8.5~10.7	7.4	5.8~9.0
女	15.0	13.9~16.2	16.1	14.4~17.9	13.9	12.3~15.5	18.4	16.2~20.6	15.7	13.6~17.8	14.8	12.7~17.0	11.6	9.6~13.6

注：CI，置信区间。

表 2-84　我国 18 岁及以上居民甘油三酯边缘升高患病率 (%)

	全国合计		城市小计		农村小计		大城市		中小城市		普通农村		贫困农村	
	%	95%CI	%	95%CI	%	95%CI	%	95%CI	%	95%CI	%	95%CI	%	95%CI
合计	10.6	10.1~11.0	11.4	10.7~12.1	9.7	9.1~10.3	12.0	10.9~13.2	11.3	10.5~12.1	10.0	9.2~10.7	9.1	8.3~10.0
男	11.7	11.0~12.4	12.9	11.9~14.0	10.4	9.7~11.2	14.1	13.0~15.1	12.7	11.5~14.0	10.9	9.9~11.9	9.5	8.3~10.6
女	9.4	8.9~9.9	9.8	9.1~10.6	8.9	8.4~9.5	10.0	8.2~11.7	9.8	9.0~10.6	9.0	8.3~9.8	8.7	7.8~9.7
18~44 岁														
小计	9.0	8.3~9.7	9.6	8.4~10.8	8.5	7.7~9.2	9.5	8.3~10.7	9.6	8.2~11.0	8.6	7.7~9.6	8.1	7.0~9.1
男	11.7	10.5~12.9	13.1	11.0~15.2	10.4	9.3~11.4	13.7	12.5~14.9	13.0	10.5~15.4	10.9	9.4~12.4	9.2	7.7~10.7
女	6.2	5.7~6.7	5.9	5.1~6.7	6.4	5.8~7.0	5.0	3.6~6.4	6.0	5.1~6.9	6.3	5.5~7.0	6.8	5.9~7.7
45~59 岁														
小计	12.7	12.1~13.3	13.3	12.4~14.2	12.0	11.3~12.7	14.1	13.1~15.1	13.1	12.0~14.2	12.3	11.4~13.2	11.2	9.9~12.6
男	12.4	11.6~13.3	13.1	11.7~14.5	11.7	10.8~12.6	14.9	13.4~16.4	12.7	11.0~14.4	11.9	10.8~13.0	11.1	9.4~12.7
女	13.0	12.4~13.5	13.5	12.7~14.3	12.3	11.5~13.2	13.3	11.8~14.8	13.5	12.6~14.4	12.7	11.6~13.8	11.4	9.9~12.9
≥60 岁														
小计	12.6	11.8~13.4	14.1	12.8~15.4	11.0	10.2~11.7	15.0	12.9~17.0	13.9	12.3~15.5	11.3	10.3~12.2	10.2	9.0~11.4
男	10.4	9.7~11.3	12.0	10.7~13.3	8.8	7.9~9.7	13.5	11.5~15.5	11.7	10.2~13.3	9.1	7.9~10.3	8.2	6.8~9.6
女	14.6	13.6~15.6	16.1	14.5~17.7	13.0	12.1~14.0	16.3	13.8~18.7	16.0	14.1~18.0	13.4	12.2~14.6	12.2	10.6~13.8

注: CI. 置信区间。

表 2-85　我国 18 岁及以上居民低 HDL-C 血症患病率（%）

	全国合计		城市小计		农村小计		大城市		中小城市		普通农村		贫困农村	
	%	95%CI	%	95%CI	%	95%CI	%	95%CI	%	95%CI	%	95%CI	%	95%CI
合计	33.9	31.2~36.5	32.8	29.6~36.0	35.0	30.8~39.1	36.0	32.8~39.2	32.2	28.6~35.9	34.8	29.6~40.0	35.2	28.8~41.7
男	40.4	37.6~43.2	41.1	37.4~44.9	39.7	35.4~44.0	46.7	43.6~49.8	40.2	35.8~44.6	39.8	34.4~45.3	39.4	32.1~46.8
女	27.1	24.5~29.7	24.3	21.3~27.2	30.0	25.9~34.1	25.0	20.8~29.2	24.1	20.7~27.6	29.6	24.2~35.1	30.8	24.5~37.1
18~44 岁														
小计	34.4	31.6~37.2	32.9	29.5~36.2	35.8	31.4~40.3	33.8	30.1~37.4	32.7	28.8~36.7	35.8	29.9~41.6	36.0	29.3~42.7
男	42.7	39.5~45.9	43.0	38.8~47.1	42.4	37.6~47.3	46.5	42.5~50.5	42.4	37.6~47.3	42.6	36.3~48.9	42.2	34.4~49.9
女	25.7	23.0~28.4	22.3	19.4~25.2	28.8	24.5~33.1	20.0	16.1~23.9	22.6	19.2~26.0	28.6	22.8~34.4	29.4	23.4~35.4
45~59 岁														
小计	34.2	31.5~36.8	33.4	30.0~36.8	35.1	30.9~39.2	38.2	35.0~41.3	32.5	28.4~36.5	34.9	29.7~40.0	35.5	27.8~43.2
男	39.3	36.4~42.2	40.7	36.7~44.8	37.6	33.3~41.8	49.1	45.8~52.4	39.0	34.3~43.8	38.0	32.8~43.3	36.5	28.4~44.6
女	28.9	26.1~31.7	25.9	22.5~29.3	32.5	28.1~36.8	27.0	23.2~30.7	25.7	21.6~29.8	31.6	26.2~37.1	34.5	26.9~42.2
≥60 岁														
小计	31.4	28.7~34.1	31.5	27.8~35.2	31.4	27.5~35.3	38.0	34.5~41.5	30.2	25.8~34.6	31.2	26.2~36.2	31.7	25.3~38.1
男	33.9	31.0~36.7	35.5	31.3~39.6	32.2	28.3~36.2	42.8	38.0~47.6	34.0	29.2~38.9	32.1	27.1~37.2	32.5	25.7~39.3
女	29.1	26.3~31.9	27.7	24.0~31.5	30.5	26.4~34.6	33.7	28.1~39.3	26.5	22.2~30.8	30.4	25.1~35.7	30.9	24.4~37.4

注：CI，置信区间。

表 2-86　我国 18 岁及以上居民高 LDL-C 血症患病率（%）

		全国合计	城市小计	农村小计	大城市	中小城市	普通农村	贫困农村
		% / 95%CI	% / 95%CI	% / 95%CI	% / 95%CI	% / 95%CI	% / 95%CI	% / 95%CI
合计	合计	4.8 / 4.1~5.6	5.5 / 4.2~6.8	4.2 / 3.5~4.9	6.2 / 4.8~7.5	5.3 / 3.8~6.8	4.6 / 3.7~5.5	3.3 / 2.4~4.2
	男	4.6 / 3.8~5.3	5.0 / 3.8~6.3	4.1 / 3.4~4.8	5.4 / 4.2~6.6	4.9 / 3.5~6.4	4.5 / 3.6~5.5	3.2 / 2.3~4.1
	女	5.1 / 4.2~5.9	5.9 / 4.4~7.4	4.3 / 3.5~5.0	7.0 / 5.1~8.8	5.7 / 4.0~7.5	4.6 / 3.6~5.7	3.4 / 2.5~4.4
18~44 岁	小计	2.7 / 2.3~3.2	2.8 / 2.0~3.5	2.7 / 2.2~3.2	2.8 / 1.9~3.7	2.8 / 1.9~3.6	2.9 / 2.3~3.5	2.3 / 1.4~3.1
	男	3.6 / 2.9~4.3	3.8 / 2.6~5.0	3.4 / 2.8~4.0	3.9 / 2.6~5.3	3.8 / 2.3~5.2	3.8 / 2.9~4.6	2.5 / 1.6~3.5
	女	1.9 / 1.6~2.2	1.8 / 1.3~2.2	2.0 / 1.6~2.4	1.6 / 1.1~2.2	1.8 / 1.2~2.3	2.0 / 1.5~2.6	1.9 / 1.2~2.7
45~59 岁	小计	6.9 / 5.8~8.1	7.8 / 6.0~9.7	5.9 / 4.8~6.9	7.7 / 6.5~8.9	7.8 / 5.6~10.1	6.3 / 5.0~7.7	4.8 / 3.2~6.3
	男	5.9 / 4.9~6.9	6.4 / 4.8~8.0	5.3 / 4.2~6.3	5.6 / 4.5~6.7	6.6 / 4.6~8.5	5.5 / 4.2~6.9	4.6 / 3.0~6.2
	女	8.0 / 6.7~9.3	9.2 / 7.1~11.4	6.5 / 5.4~7.7	9.7 / 7.7~11.7	9.1 / 6.5~11.8	7.2 / 5.6~8.7	5.0 / 3.3~6.6
≥60 岁	小计	8.8 / 7.2~10.4	10.2 / 7.4~13.0	7.3 / 6.0~8.7	12.3 / 8.8~15.7	9.8 / 6.4~13.1	8.1 / 6.3~10.0	5.4 / 3.9~7.0
	男	6.0 / 5.0~6.9	6.7 / 5.1~8.2	5.2 / 4.1~6.4	9.0 / 5.7~12.2	6.3 / 4.5~8.0	5.8 / 4.3~7.4	3.8 / 2.3~5.3
	女	11.5 / 9.1~13.9	13.5 / 9.3~17.6	9.4 / 7.7~11.0	15.3 / 11.6~19.0	13.1 / 8.1~18.2	10.3 / 8.1~12.6	7.1 / 5.0~9.1

注：CI．置信区间。

表 2-87　我国 18 岁及以上居民 LDL-C 边缘升高患病率 (%)

	全国合计		城市小计		农村小计		大城市		中小城市		普通农村		贫困农村	
	%	95%CI	%	95%CI	%	95%CI	%	95%CI	%	95%CI	%	95%CI	%	95%CI
合计	14.1	12.8~15.3	15.4	13.5~17.3	12.7	11.2~14.2	17.9	16.3~19.5	15.0	12.8~17.2	13.6	11.7~15.6	10.5	8.6~12.5
男	14.2	12.9~15.5	15.4	13.5~17.4	13.0	11.3~14.8	17.7	16.4~19.0	15.0	12.7~17.2	14.2	11.8~16.5	10.6	8.3~12.8
女	13.9	12.6~15.2	15.5	13.4~17.5	12.3	11.0~13.7	18.1	15.6~20.6	15.0	12.5~17.5	13.1	11.3~14.9	10.5	8.6~12.5
18~44 岁														
小计	9.9	8.8~11.1	10.8	9.1~12.5	9.2	7.7~10.6	11.9	10.7~13.1	10.6	8.6~12.6	9.8	7.8~11.8	7.8	5.8~9.8
男	11.9	10.5~13.2	12.6	10.7~14.5	11.2	9.3~13.1	14.2	12.4~16.0	12.3	10.1~14.6	12.3	9.7~14.9	8.9	6.5~11.2
女	8.0	6.7~9.2	9.0	6.8~11.1	7.0	5.8~8.2	9.5	7.9~11.1	8.9	6.4~11.4	7.2	5.6~8.8	6.7	4.8~8.6
45~59 岁														
小计	18.5	17.0~20.0	20.0	17.6~22.3	16.8	15.0~18.5	22.8	21.0~24.6	19.4	16.5~22.3	17.9	15.6~20.1	14.1	11.5~16.7
男	16.9	15.4~18.5	18.2	15.9~20.5	15.4	13.5~17.2	21.7	19.2~24.2	17.5	14.7~20.3	16.3	13.9~18.8	13.1	10.3~15.8
女	20.1	18.4~21.8	21.7	19.0~24.3	18.2	16.5~20.0	23.9	22.3~25.5	21.2	18.0~24.5	19.4	17.1~21.7	15.3	12.6~18.0
≥60 岁														
小计	21.4	19.9~22.9	22.8	20.6~25.1	19.9	18.0~21.9	24.9	22.9~26.9	22.4	19.7~25.2	21.5	18.9~24.1	16.3	13.5~19.1
男	18.3	16.5~20.1	19.8	16.9~22.7	16.7	14.6~18.7	20.2	18.1~22.4	19.7	16.2~23.2	17.9	15.2~20.6	13.9	11.2~16.6
女	24.4	22.9~26.0	25.7	23.5~27.9	23.1	20.9~25.2	29.1	26.0~32.2	25.0	22.4~27.6	25.0	22.2~27.7	18.6	15.3~22.0

注：CI，置信区间。

表 2-88　2010—2012 年和 2002 年我国 18 岁及以上居民高胆固醇血症患病率比较（%）

	全国合计		城市小计		农村小计	
	2010—2012	2002	2010—2012	2002	2010—2012	2002
合计	11.0	2.9	12.2	4.1	9.7	2.4
男	10.6	2.7	11.6	3.7	9.6	2.3
女	11.3	3.2	12.9	4.6	9.7	2.6
18~44 岁						
小计	6.7	1.8	7.2	2.1	6.3	1.6
男	8.8	2.3	9.5	2.7	8.1	2.2
女	4.6	1.3	4.7	1.7	4.6	1.2
45~59 岁						
小计	15.7	4.7	17.3	7.0	13.7	3.9
男	13.6	4.0	14.6	6.0	12.4	3.2
女	17.8	5.4	20.1	7.9	15.0	4.5
≥60 岁						
小计	18.1	6.1	20.1	10.6	16.0	4.5
男	12.3	4.0	13.4	7.0	11.2	2.9
女	23.7	8.3	26.4	14.2	20.7	6.2

表 2-89　2010—2012 年和 2002 年我国 18 岁及以上居民胆固醇边缘升高患病率比较（%）

	全国合计		城市小计		农村小计	
	2010—2012	2002	2010—2012	2002	2010—2012	2002
合计	10.6	3.9	11.7	5.1	9.5	3.3
男	10.9	3.9	11.9	5.1	9.9	3.4
女	10.3	3.9	11.4	5.3	9.0	3.3
18~44 岁						
小计	7.9	2.6	8.7	3.5	7.1	2.3
男	9.4	3.4	10.3	4.4	8.6	3.0
女	6.3	2.0	7.0	2.8	5.6	1.6
45~59 岁						
小计	13.8	5.9	14.8	8.1	12.5	5.1
男	13.0	5.1	13.8	6.8	12.0	4.5
女	14.6	6.6	16.0	9.1	13.0	5.7
≥60 岁						
小计	15.0	6.2	16.0	6.1	13.9	6.3
男	13.0	5.8	14.1	8.4	11.8	4.8
女	16.9	9.2	17.8	13.2	15.9	7.7

我国 18 岁及以上成年人高甘油三酯血症患病率由 2002 年的 11.9％上升到 23.7％,增幅近 1 倍。男性由 14.5％上升到 28.2％,女性由 9.9％上升到 19.1％,增幅也约为 1 倍。从年龄上看,18～44 岁、45～59 岁、60 岁及以上人群患病率分别为由 2002 年的 10.9％、15.7％和 14.8％增加到 20.8％、29.1％和 25.0％。青年人群上升幅度最大,为 90.8％;其次是中年人群,增幅也达到了 85.3％;老年人上升幅度不大(表 2-90)。

表 2-90 2010—2012 年和 2002 年我国 18 岁及以上居民高甘油三酯血症患病率比较(%)

	全国合计		城市小计		农村小计	
	2010—2012	2002	2010—2012	2002	2010—2012	2002
合计	23.7	11.9	25.5	14.2	21.9	10.9
男	28.2	14.5	31.3	19.6	25.0	12.4
女	19.1	9.9	19.6	10.1	18.6	9.8
18～44 岁						
小计	20.8	10.9	22.1	12.3	19.6	10.3
男	28.9	16.0	32.2	20.4	25.8	14.0
女	12.3	6.6	11.6	5.6	13.0	7.0
45～59 岁						
小计	29.1	15.7	30.8	20.4	27.0	13.9
男	31.2	16.1	34.4	23.7	27.4	13.2
女	26.9	15.5	27.2	17.8	26.6	14.6
≥60 岁						
小计	25.0	14.8	27.5	20.5	22.4	12.6
男	20.2	11.8	22.4	18.3	17.7	9.4
女	29.6	17.7	32.2	22.8	26.9	15.8

我国 18 岁及以上成年人低 HDL-C 血症患病率由 2002 年的 7.4％上升到 18.2％。男性由 9.3％上升到 22.6％,女性由 5.4％上升到 13.7％。18～44 岁、45～59 岁、60 岁及以上人群患病率分别由 7.3％、7.2％和 7.0％上升到 18.4％、18.6％和 17.2％(表 2-91)。

表 2-91　2010—2012 年和 2002 年我国 18 岁及以上居民低 HDL-C 血症患病率比较（%）

	全国合计		城市小计		农村小计	
	2010—2012	2002	2010—2012	2002	2010—2012	2002
合计	18.2	7.4	16.8	7.1	19.7	7.5
男	22.6	9.3	22.2	10.0	23.1	9.0
女	13.7	5.4	11.3	4.3	16.1	5.9
18～44 岁						
小计	18.4	7.3	16.5	6.6	20.1	7.6
男	23.7	9.7	22.6	10.2	24.6	9.4
女	12.7	5.2	10.1	3.7	15.2	5.9
45～59 岁						
小计	18.6	7.2	17.4	7.9	20.2	6.9
男	22.4	8.9	22.5	11.1	22.3	8.1
女	14.7	5.8	12.0	5.3	18.0	5.9
≥60 岁						
小计	17.2	7.0	16.9	6.7	17.4	7.1
男	19.2	8.3	20.0	8.6	18.3	8.3
女	15.2	5.7	14.0	4.9	16.6	6.0

　　我国 18 岁及以上成年人高 LDL-C 血症患病率由 2002 年的 2.5% 上升到 12.3%。男性由 2.3% 上升到 12.1%，女性由 2.6% 上升到 12.6%。18～44 岁、45～59 岁、60 岁及以上人群患病率分别由 1.3%、4.1% 和 5.5% 上升到 7.9%、16.8% 和 20.8%，青年人群患病率上升明显（表 2-92）。

表 2-92　2010—2012 年和 2002 年我国 18 岁及以上居民高 LDL-C 血症患病率比较（%）

	全国合计		城市小计		农村小计	
	2010—2012	2002	2010—2012	2002	2010—2012	2002
合计	12.3	2.5	13.6	3.6	11.0	2.0
男	12.1	2.3	13.1	3.3	11.0	1.9
女	12.6	2.6	14.1	4.0	11.0	2.1
18～44 岁						
小计	7.9	1.3	8.3	1.8	7.5	1.1
男	10.0	1.6	10.6	2.1	9.4	1.4
女	5.7	1.1	5.9	1.5	5.6	0.9
45～59 岁						
小计	16.8	4.1	18.4	6.3	13.2	3.2
男	14.6	3.4	15.8	5.3	12.4	2.7
女	19.0	4.7	21.0	7.0	16.6	3.8
≥60 岁						
小计	20.8	5.5	23.0	9.5	18.3	4.1
男	15.4	4.0	16.9	7.1	13.9	2.9
女	25.9	7.1	28.9	11.9	22.6	5.3

5. 成人血脂检测率、血脂异常知晓率及治疗率

我国 18 岁及以上居民血脂检测率为 26.2％。其中男性为 26.4％，女性为 26.0％；18～44 岁、45～59 岁、60 岁及以上人群检测率分别为 16.6％、26.7％和 35.3％。城市居民血脂检测率为 38.2％，农村居民为 13.8％，城市高于农村（表 2-93）。

我国 18 岁及以上居民血脂异常知晓率为 8.3％。其中男性为 8.2％。女性为 8.4％；18～44 岁、45～59 岁、60 岁及以上人群知晓率分别为 3.3％、8.8％和 12.4％。城市居民血脂异常知晓率为 11.7％，农村居民为 4.7％，城市高于农村（表 2-94）。

我国 18 岁及以上居民血脂异常治疗率为 7.0％。其中男性为 6.9％，女性为 7.2％；18～44 岁、45～59 岁、60 岁及以上人群治疗率分别为 2.6％、7.2％和 11.0％。城市居民血脂异常治疗率为 10.0％，农村居民为 3.8％，城市高于农村（表 2-95）。

与 2002 年相比，我国城市居民血脂检测率、血脂异常知晓率和治疗率都有明显上升。血脂检测率由 6.4％上升到 26.2％，血脂异常知晓率由 3.2％上升到 8.3％，血脂异常治疗率由 2.5％上升到 7.0％。各年龄组具有相同的变化趋势（表 2-93 至表 2-95）。

表 2-93 2010—2012 年和 2002 年我国 18 岁及以上居民血脂检测率比较（％）

	全国合计		城市小计		农村小计	
	2010—2012	2002	2010—2012	2002	2010—2012	2002
合计	26.2	6.4	38.2	16.5	13.8	2.2
男	26.4	6.9	39.2	17.5	14.1	2.4
女	26.0	6.0	37.5	15.6	13.6	2.0
18～44 岁						
小计	16.6	4.4	25.6	10.9	8.7	1.6
男	17.3	5.0	27.4	12.3	9.0	1.8
女	16.2	3.9	24.4	9.8	8.6	1.4
45～59 岁						
小计	26.7	9.2	38.1	24.6	15.0	3.3
男	25.9	9.3	37.6	25.3	15.1	3.3
女	27.3	9.1	38.5	24.1	15.0	3.4
≥60 岁						
小计	35.3	11.6	49.5	32.7	18.3	3.7
男	34.9	12.5	49.5	34.0	18.3	4.5
女	35.7	10.6	49.4	31.1	18.3	2.9

表 2-94　2010—2012 年和 2002 年我国 18 岁及以上居民血脂异常知晓率比较（%）

	全国合计		城市小计		农村小计	
	2010—2012	2002	2010—2012	2002	2010—2012	2002
合计	8.3	3.2	11.7	7.0	4.7	1.5
男	8.2	3.4	11.5	7.7	4.5	1.6
女	8.4	2.7	11.9	6.2	4.8	1.2
18～44 岁						
小计	3.3	1.5	4.7	3.0	2.1	0.8
男	4.4	1.7	6.1	3.4	2.7	1.0
女	2.1	1.1	2.8	2.3	1.5	0.6
45～59 岁						
小计	8.8	5.6	11.8	13.2	5.6	2.7
男	9.1	6.2	12.4	15.9	5.6	2.6
女	8.4	5.0	11.3	10.6	5.5	2.8
≥60 岁						
小计	12.4	6.8	16.9	17.6	6.4	2.7
男	11.1	8.2	15.3	17.1	5.5	4.9
女	13.5	5.9	18.2	17.9	7.2	1.4

表 2-95　2010—2012 年和 2002 年我国 18 岁及以上居民血脂异常治疗率比较（%）

	全国合计		城市小计		农村小计	
	2010—2012	2002	2010—2012	2002	2010—2012	2002
合计	7.0	2.5	10.0	5.3	3.8	1.3
男	6.9	2.6	9.8	5.6	3.6	1.3
女	7.2	2.2	10.3	5.1	4.0	1.0
18～44 岁						
小计	2.6	1.0	3.7	1.9	1.7	0.6
男	3.4	1.0	4.8	1.9	2.1	0.6
女	1.7	0.9	2.2	2.0	1.3	0.4
45～59 岁						
小计	7.2	4.5	9.7	9.9	4.4	2.5
男	7.4	4.9	10.2	11.8	4.3	2.4
女	7.0	4.1	9.3	8.1	4.6	2.6
≥60 岁						
小计	11.0	5.9	15.1	14.9	5.4	2.6
男	9.9	7.5	13.7	14.6	4.6	4.9
女	11.9	4.9	16.3	15.0	6.0	1.1

6. 小结

近 10 年来，我国 18 岁及以上居民血脂水平和血脂异常患病率都发生了较大变化。从血脂平均水平来看，与 2002 年全国居民营养与健康调查结果相比，血清胆固醇、甘油三酯、LDL-C 水平均呈现增加趋势，而 HDL-C 水平呈下降趋势。从血脂异常患病率来看，18 岁及以上成年人高胆固醇血症患病率为 4.9%，胆固醇边缘升高患病率为 17.4%，高甘油三酯血症患病率为 13.1%，甘油三酯边缘升高患病率为 10.6%。中年人群的患病率水平接近老年人群，同时青年人群高胆固醇血症和高甘油三酯血症患病率上升速度较快。另一方面，成年居民血脂检测率、血脂异常知晓率和控制率尽管比 2002 年都有所提高，但知晓率和控制率仍然比较低，农村地区处于更低水平，提示血脂异常的防治任务艰巨。

鉴于血清胆固醇和甘油三酯水平的快速增加，从平衡膳食、合理营养的角度提倡成年居民选择低脂肪膳食，增加蔬菜和水果的摄入量，同时适量增加身体活动。医疗卫生机构应加强居民的血脂异常健康教育，提高其健康素养，从而降低由血脂异常导致的心脑血管疾病风险。

（二）平均血压水平及高血压患病率

1. 样本情况

2010—2012 年可用于血压水平分析的我国 18 岁及以上成年居民共 120 428 人。其中男性 52 500 人（43.6%），女性 67 928 人（56.4%）；18～44 岁、45～59 岁和 60 岁及以上人群分别为 38 603 人（32.1%）、44 975 人（37.3%）和 36 850 人（30.6%）。

用于本次血压水平分析的城市 18 岁及以上成年居民共 60 215 人。其中男性 25 457 人（42.3%），女性 34 758 人（57.7%）；18～44 岁、45～59 岁和 60 岁及以上人群分别为 17 915 人（29.8%）、22 414 人（37.2%）和 19 886 人（33.0%）；大城市 26 899 人（44.7%），中小城市 33 316 人（55.3%）。

用于本次血压水平分析的农村 18 岁及以上成年居民共 60 213 人。其中男性 27 043 人（44.9%），女性 33 170 人（55.1%）；18～44 岁、45～59 岁和 60 岁及以上人群分别为 20 688 人（34.3%）、22 561 人（37.5%）和 16 964 人（28.2%）；普通农村 37 372 人（62.1%），贫困农村 22 841 人（37.9%）。

2. 成年人高血压患病率

中国疾病预防控制中心营养与健康所在 2012 年实施了电子血压计与汞柱式血压计比对研究（《卫生研究》2015 年 11 月第 44 卷第 6 期 p914-917），得到二者换算关系的回归方程为：

$$e\_sbp = 11.65 + 0.96 \times h\_sbp$$
$$e\_dbp = 2.27 + 0.95 \times h\_dbp$$

式中 e_sbp 为电子血压计的收缩压，e_dbp 为电子血压计的舒张压，h_sbp 为汞柱式血压计的收缩压，h_dbp 为汞柱式血压计的舒张压。

将汞柱式血压计值采用上述回归方程进行转换后得到电子血压计值。依据转换后的电子血压计值计算得到全国 18 岁及以上成年居民高血压患病率为 25.2%。其中男性为 26.2%，女性为 24.1%。18～44 岁、45～59 岁和 60 岁及以上人群高血压患病率分别为 10.6％、35.7％和 58.9％。可见，成年人高血压患病率男性高于女性，并随着年龄增加而显著升高。45～59 岁人群中超过 1/3 患有高血压，老年人有一半以上患高血压（表 2-96）。

城乡之间成年人高血压患病率有一定的差异，城市人群的合计患病率以及分性别、分年龄的患病率均高于农村。城市 18 岁及以上成年人高血压患病率为 26.8％。其中男性为 28.1％，女性为 25.4％；18～44 岁、45～59 岁和 60 岁及以上人群高血压患病率分别为 11.3％、36.6％和 60.6％。农村 18 岁及以上成年人高血压患病率为 23.5％。其中男性为 24.2％，女性为 22.8％；18～44 岁、45～59 岁和 60 岁及以上人群高血压患病率分别为 10.0％、34.7％和 57.0％。城乡成年人高血压患病率有共同的趋势，即：男性高于女性；两性的患病率均随着年龄增加而显著升高；45～59 岁人群中超过 1/3 患有高血压，老年人有一半以上患高血压（表 2-96）。

大城市、中小城市、普通农村和贫困农村四个地区的高血压患病率分别为 27.5％、26.6％、24.3％和 21.6％，依次降低（表 2-96）。

3. 成年人高血压知晓率、治疗率及控制率

本次调查可用于分析 2010—2012 年全国 18 岁及以上居民高血压知晓率、治疗率和控制率的计算样本共 38 605 人。其中男性 17 919 人（46.4％），女性 20 686 人（53.6％）；18～44 岁、45～59 岁和 60 岁及以上人群分别为 4397 人（11.4％）、14 742 人（38.2％）和 19 466 人（50.4％）；城市 20 417 人（52.9％），农村 18 188 人（47.1％）。

本次调查可用于分析 2010—2012 年城市 18 岁及以上居民高血压治疗控制率的计算样本共 15 855 人。其中男性 6706 人（42.3％），女性 9149 人（57.7％）；18～44 岁、45～59 岁和 60 岁及以上人群分别为 743 人（4.7％）、5605 人（35.3％）和 9507 人（60.0％）；城市 9781 人（61.7％），农村 6074 人（38.3％）。

（1）高血压知晓率

本次调查中，我国 18 岁及以上成年居民的高血压知晓率为 46.5％。其中男性为 43.0％，女性为 49.5％，女性知晓率高于男性；18～44 岁、45～59 岁和 60 岁及以上人群的高血压知晓率分别为 22.0％、44.2％和 53.7％，知晓率随着年龄增加而升高（表 2-97）。

城乡成年居民的高血压知晓率差异显著，相差 13.2 个百分点。城市 18 岁及以上人群高血压知晓率为 52.7％。其中男性为 50.0％，女性为 55.0％；18～44 岁、45～59 岁和 60 岁及以上人群的高血压知晓率分别为 25.5％、49.6％和 59.7％。农村 18 岁及以上人群高血压知晓率为 39.5％。其中男性为 35.3％，女性为 43.2％；18～44 岁、45～59 岁和 60 岁及以上人群的高血压知晓率分别为 19.1％、38.6％和 46.0％。城市和农村均为女性知晓率高于男性，并且知晓率随着年龄增加而升高（表 2-97）。

大城市、中小城市、普通农村和贫困农村四个地区的高血压知晓率差异显著，合计知晓率以及分性别、分年龄组的知晓率从高到低依次为大城市、中小城市、普通农村和贫困农村。

与 2002 年相比，2010—2012 年我国成年居民合计高血压知晓率以及分城乡、分性别的知晓率均有较大幅度提高，增幅为 11.6～17.0 个百分点（表 2-97 和图 2-23）。

表 2-96　2010—2012 年中国 18 岁及以上成年居民表柱式血压计结果调整为电子血压计结果后的高血压患病率（%）

	合计		城市小计		农村小计		大城市		中小城市		普通农村		贫困农村	
	%	95%CI	%	95%CI	%	95%CI	%	95%CI	%	95%CI	%	95%CI	%	95%CI
合计	25.2	23.6~26.7	26.8	24.7~28.8	23.5	21.2~25.8	27.5	21.9~33.1	26.6	24.4~28.9	24.3	21.2~27.5	21.6	18.8~24.4
男	26.2	24.4~27.9	28.1	25.6~30.7	24.2	21.7~26.6	29.3	23.4~35.2	27.9	25.1~30.8	25.4	22.0~28.7	21.5	18.5~24.5
女	24.1	22.6~25.6	25.4	23.4~27.3	22.8	20.4~25.2	25.6	20.2~31.1	25.3	23.2~27.4	23.3	19.9~26.6	21.7	18.9~24.6
18~44 岁														
小计	10.6	9.4~11.8	11.3	9.3~13.2	10.0	8.7~11.3	9.6	7.3~11.9	11.5	9.3~13.7	10.2	8.4~11.9	9.6	7.6~11.6
男	13.6	12.1~15.2	14.6	12.0~17.2	12.7	10.9~14.6	13.4	10.3~16.5	14.8	11.8~17.8	13.3	10.9~15.8	11.5	9.1~13.9
女	7.3	6.3~8.2	7.6	6.1~9.2	6.9	5.8~8.1	5.5	3.5~7.4	8.0	6.2~9.7	6.7	5.2~8.1	7.5	5.7~9.3
45~59 岁														
小计	35.7	34.0~37.5	36.6	33.8~39.3	34.7	32.8~36.7	34.9	30.9~39.0	36.9	33.6~40.2	35.5	33.0~38.0	32.8	29.9~35.8
男	35.9	33.7~38.1	37.9	34.4~41.4	33.6	31.4~35.9	38.1	33.4~42.8	37.8	33.7~42.0	34.8	31.9~37.7	30.8	27.3~34.3
女	35.5	33.8~37.2	35.2	32.6~37.8	35.9	33.9~37.9	31.7	28.0~35.3	35.9	32.8~38.9	36.3	33.8~38.8	35.0	31.7~38.3
≥60 岁														
小计	58.9	57.0~60.7	60.6	58.4~62.7	57.0	53.9~60.1	60.7	56.4~65.0	60.6	58.0~63.1	59.1	55.4~62.8	52.1	48.6~55.7
男	56.5	54.4~58.5	57.6	55.0~60.2	55.3	51.9~58.6	58.1	52.7~63.4	57.5	54.5~60.5	57.6	53.7~61.6	49.8	46.0~53.6
女	61.2	59.0~63.3	63.4	60.6~66.2	58.7	55.5~62.0	63.0	59.2~66.8	63.5	60.1~66.8	60.6	56.6~64.5	54.4	50.1~58.8

注：CI，置信区间。

表 2-97 2010—2012 年和 2002 年中国成年居民高血压知晓率比较（%）

	合计		城市小计		农村小计	
	2010—2012	2002	2010—2012	2002	2010—2012	2002
合计	46.5	30.2	52.7	41.1	39.5	22.5
男	43.0	27.2	50.0	37.9	35.3	19.5
女	49.5	33.1	55.0	44.1	43.2	25.3
18～44 岁						
小计	22.0	13.6	25.5	17.8	19.1	11.6
男	19.2	11.1	22.8	16.3	16.1	8.4
女	25.5	16.8	29.1	20.2	22.8	15.4
45～59 岁						
小计	44.2	31.0	49.6	40.8	38.6	25.1
男	40.1	26.8	47.2	36.5	32.4	20.9
女	47.6	34.4	51.6	44.3	43.4	28.4
≥60 岁						
小计	53.7	37.6	59.7	48.5	46.0	26.8
男	51.8	36.8	58.3	47.5	43.9	26.3
女	55.3	38.4	60.9	49.5	47.9	27.2

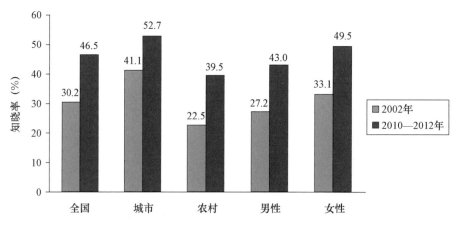

图 2-23 2010—2012 年和 2002 年中国成年人高血压知晓率比较

（2）高血压治疗率

我国 18 岁及以上人群高血压治疗率为 41.1%。其中男性为 37.4%，女性为 44.2%；18～44 岁、45～59 岁和 60 岁及以上人群的高血压治疗率分别为 16.9%、38.0% 和 48.8%。女性高于男性，并且随着年龄增加，高血压治疗率升高（表 2-98）。

　　城乡之间成年居民的高血压治疗率差异显著，相差 14.5 个百分点。城市 18 岁及以上人群高血压治疗率为 47.9％。其中男性为 44.7％，女性为 50.7％；18～44 岁、45～59 岁和 60 岁及以上人群的高血压治疗率分别为 20.2％、43.7％和 55.8％。农村 18 岁及以上人群高血压治疗率为 33.4％。其中男性为 29.3％，女性为 36.9％；18～44 岁、45～59 岁和 60 岁及以上人群的高血压治疗率分别为 14.2％、32.1％和 39.9％。城市和农村均为女性治疗率高于男性，并且随着年龄增加，治疗率升高（表 2-98）。

　　大城市、中小城市、普通农村和贫困农村四个水平的高血压治疗率差异显著，其合计治疗率以及分性别、分年龄组的治疗率从高到低依次为大城市、中小城市、普通农村和贫困农村。

　　与 2002 年相比，2010—2012 年我国成年居民总的高血压治疗率以及分城乡、分性别的治疗率均有较大幅度升高，增幅为 12.8～16.5 个百分点（表 2-98 和图 2-24）。

表 2-98　2010—2012 年和 2002 年中国成年居民高血压治疗率比较（％）

	合计		城市小计		农村小计	
	2010—2012	2002	2010—2012	2002	2010—2012	2002
合计	41.1	24.7	47.9	35.1	33.4	17.4
男	37.4	21.6	44.7	31.2	29.3	14.7
女	44.2	27.7	50.7	38.8	36.9	19.8
18～44 岁						
小计	16.9	9.1	20.2	11.8	14.2	7.9
男	14.1	6.9	17.2	9.7	11.4	5.4
女	20.5	12.0	24.4	15.0	17.6	10.8
45～59 岁						
小计	38.0	25.0	43.7	34.1	32.1	19.4
男	33.7	20.6	40.6	28.6	26.2	15.7
女	41.5	28.5	46.2	38.5	36.6	22.3
≥60 岁						
小计	48.8	32.2	55.8	43.1	39.9	21.3
男	46.7	31.0	54.0	41.5	37.8	20.7
女	50.7	33.3	57.3	44.7	41.8	21.9

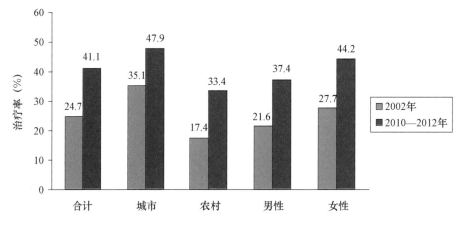

图 2-24　2010—2012 和 2002 年中国成年人高血压治疗率比较

（3）高血压控制率

2010—2012 年我国 18 岁及以上居民高血压控制率为 13.8％。其中男性为 12.9％，女性为 14.6％；18～44 岁、45～59 岁和 60 岁及以上人群的高血压控制率分别为 6.3％、13.1％和 16.1％。女性高于男性，并且随着年龄增加，高血压控制率升高（表 2-99）。

城乡之间成年居民的高血压控制率差异显著，相差 8.7 个百分点。城市 18 岁及以上人群高血压控制率为 17.9％。其中男性为 17.1％，女性为 18.6％；18～44 岁、45～59 岁和 60 岁及以上人群的高血压控制率分别为 8.0％、17.4％和 20.0％。农村 18 岁及以上人群高血压控制率为 9.2％。其中男性为 8.3％，女性为 10.0％；18～44 岁、45～59 岁和 60 岁及以上人群的高血压控制率分别为 4.8％、8.5％和 11.1％。城市和农村均为女性控制率高于男性，并且随着年龄增加，控制率升高。

大城市、中小城市、普通农村和贫困农村四个地区的高血压控制率差异显著，其合计控制率以及分性别、分年龄组的控制率从高到低依次为大城市、中小城市、普通农村和贫困农村。

与 2002 年相比，2010—2012 年我国成年居民合计高血压控制率以及分城乡、分性别的控制率均有较大幅度升高，增幅为 5.7～8.2 个百分点（表 2-99 和图 2-25）。

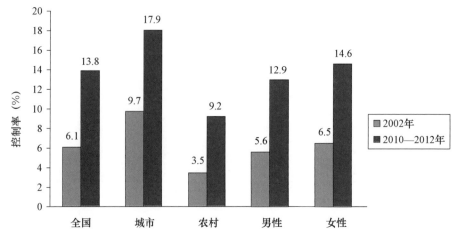

图 2-25　2010—2012 年和 2002 年中国成年人高血压控制率比较

表 2-99　2010—2012 年和 2002 年全国成年居民高血压控制率比较（%）

	合计		城市小计		农村小计	
	2010—2012	2002	2010—2012	2002	2010—2012	2002
合计	13.8	6.1	17.9	9.7	9.2	3.5
男	12.9	5.6	17.1	8.8	8.3	3.3
女	14.6	6.5	18.6	10.6	10.0	3.6
18～44 岁						
小计	6.3	2.7	8.0	4.2	4.8	2.1
男	4.9	1.9	6.4	2.7	3.5	1.5
女	8.1	3.8	10.2	6.5	6.5	2.8
45～59 岁						
小计	13.1	6.2	17.4	10.0	8.5	3.8
男	11.9	5.3	16.3	8.2	7.1	3.6
女	14.0	6.8	18.3	11.4	9.5	4.0
≥60 岁						
小计	16.1	7.6	20.0	11.3	11.1	3.9
男	15.9	7.8	20.1	11.6	10.9	4.3
女	16.2	7.3	19.9	11.0	11.3	3.6

（4）高血压治疗控制率

2010—2012 年我国 18 岁及以上居民高血压治疗控制率为 33.6%。其中男性为 34.5%，女性为 32.9%；18～44 岁、45～59 岁和 60 岁及以上人群的高血压治疗控制率分别为 37.0%、34.3% 和 32.9%。男性高于女性，并且高血压治疗控制率随着年龄增加而下降（表 2-100）。

城乡之间成年居民的高血压治疗控制率差异显著，相差 9.7 个百分点。城市 18 岁及以上人群高血压治疗控制率为 37.3%。其中男性为 38.2%，女性为 36.7%；18～44 岁、45～59 岁和 60 岁及以上人群的高血压治疗控制率分别为 39.5%、39.9% 和 35.8%。男性高于女性，60 岁及以上年龄组低于其他年龄组。农村 18 岁及以上人群高血压治疗控制率为 27.6%。其中男性为 28.4%，女性为 27.1%；18～44 岁、45～59 岁和 60 岁及以上人群的高血压治疗控制率分别为 34.1%、26.5% 和 27.7%。男性略高于女性，18～44 岁年龄组高于其他年龄组（表 2-100）。

大城市、中小城市、普通农村和贫困农村四个地区的高血压治疗控制率差异显著，合计治疗控制率以及分性别、分年龄组的治疗控制率从高到低依次为大城市、中小城市、普通农村和贫困农村。

与 2002 年相比，2010—2012 年我国成年居民合计高血压治疗控制率以及分城乡、分性别的治疗控制率均有较大幅度升高，增幅为 7.2～9.1 个百分点（表 2-100 和图 2-26）。

4. 小结

与 2002 年相比，2010—2012 年我国 18 岁及以上成年居民的高血压患病率依然在攀升，从 18.8％上升到 25.2％。成年居民高血压患病率随年龄增加而显著升高，45～59 岁人群约有 1/3 患有高血压，60 岁及以上的老年人有一半以上患有高血压。随着近年来医改政策的实施，全国成年居民高血压知晓率、治疗率和控制率得到较大幅度增长，分别达到 46.5％、41.1％和 13.8％，但是依然处于较低水平，亟待提高。

表 2-100　2010—2012 年和 2002 年中国成年居民高血压治疗控制率比较（％）

	合计		城市小计		农村小计	
	2010—2012	2002	2010—2012	2002	2010—2012	2002
合计	33.6	25.0	37.3	28.2	27.6	20.4
男	34.5	26.2	38.2	28.5	28.4	22.8
女	32.9	24.1	36.7	27.9	27.1	18.8
18～44 岁						
小计	37.0	30.7	39.5	36.3	34.1	26.8
男	34.4	27.9	37.0	28.0	30.9	27.8
女	39.4	32.8	42.0	44.7	36.6	26.2
45～59 岁						
小计	34.3	25.2	39.9	29.7	26.5	20.2
男	35.3	26.4	40.2	29.1	27.2	23.4
女	33.7	24.4	39.6	30.1	26.1	18.4
≥60 岁						
小计	32.9	24.1	35.8	26.6	27.7	19.1
男	34.1	25.9	37.2	28.3	28.8	21.3
女	31.9	22.5	34.7	25.1	26.9	17.2

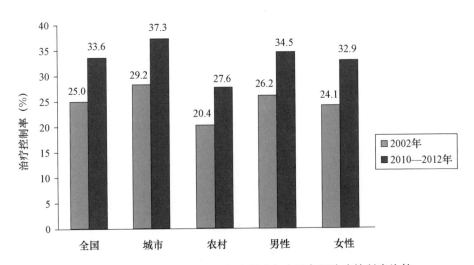

图 2-26　2010—2012 年和 2002 年中国成年人设备压治疗控制率比较

第三部分　主要发现与建议

"中国居民营养与健康状况监测"是继 2002 年"全国居民营养与健康状况调查"10 年后开展的全国性的居民营养与健康状况信息收集与分析工作，在 2010—2012 年期间分年度完成。此监测工作共在全国抽取 150 个监测点，包括大城市、中小城市、普通农村和贫困农村四类地区，覆盖 6 岁及以上人群近 15 万个体。同时，在 2002 年将膳食调查与高血压、糖尿病、肥胖等多项慢性疾病流行病学调查有机结合的基础上，加强了对高血压和糖尿病的科学诊断技术（包括血压测量 3 次与 OGTT 测定），及对约 1/3 的个体进行了维生素 A、维生素 D 的生化指标检测。本次监测体现了多学科合作的特点，将为政府制定合理营养和慢性病防治策略提供技术支持。

一、主要发现

近十年来，我国社会经济得到了快速发展，我国居民正处于营养与健康状况快速变化与疾病谱改变的关键时期，各种因膳食摄入不合理和不健康的生活方式导致的慢性疾病发病率呈现大幅度上升的势头。全国居民营养与健康状况监测结果显示，10 年间我国居民的营养素需要量基本得到了满足，膳食质量和健康水平得到了进一步提高，人群的营养状况得到进一步改善。但因缺乏科学的营养指导，居民膳食结构仍然不尽合理，微量营养素缺乏和营养失衡并存的现象依然存在，高血压和糖尿病等慢性疾病的患病率较 2002 年明显增加。

1. 三大供能营养素充足，膳食质量较优，但结构不尽合理

2010—2012 年，我国居民平均每标准人日能量摄入量为 2172 kcal，其中城市居民为 2053 kcal，农村居民为 2286 kcal。蛋白质平均摄入量为 64.5 g，其中城市居民为 65.4 g，农村居民为 63.6 g。脂肪平均摄入量为 79.9 g，其中城市居民为 83.8 g，农村居民为 76.2 g。碳水化合物平均摄入量为 300.8 g，其中城市居民为 261.1 g，农村居民为 338.8 g。与 2002 年相比，在过去 10 年间，全国城乡居民膳食营养状况总体趋于稳定，能量需要已经得到满足，粮谷类食物和蔬菜摄入量基本稳定，猪肉摄入量增加明显，特别是农村居民猪肉摄入量增加了 27%。农村居民优质蛋白质摄入比例明显增加。农村居民水果摄入量有所增加。

膳食结构不合理的问题仍普遍存在。大豆类食物和奶类消费量较低，且没有增加的趋势；动物性食物中猪肉的比例较高且仍在增加，畜禽肉所占比例减少。全国平均膳食脂肪供能比已经超过 30%，大城市和中小城市均已超过了 35%。

2. 膳食中盐摄入量下降，部分微量营养素缺乏的现象依然存在

城乡居民平均每标准人日盐的摄入量为 10.5 g，其中城市为 10.3 g，农村为

10.7 g；大城市居民盐的摄入量低于其他地区，为 9.0 g。与 2002 年相比，全国盐的摄入量平均减少了 1.5 g，其中农村居民下降明显，减少了 1.7 g。鸡精和味精的摄入量为 3.8 g，酱油的摄入量为 7.9 g，城市高于农村。将调味品中钠的摄入量折算为盐的摄入量，全国盐的平均摄入量为 14.5 g，城市为 14.9 g，农村为 14.1 g。全国城乡居民食用油的平均摄入量基本持平，但大城市居民的摄入量平均减少了 5.1 g；中小城市居民的平均摄入量超过大城市居民，分别为 43.6 g 和 40.9 g。

膳食中维生素 A、维生素 C 和钙的摄入量继续呈下降趋势，微量营养素摄入不足的问题依然存在。

3. 儿童青少年生长发育改善，营养不良与贫血发生率降低

我国儿童青少年生长发育水平稳步提高。与 2002 年相比，城市男生身高平均增加 2.3 cm，女生增加 1.8 cm；农村男生身高平均增加 4.1 cm，女生增加 3.5 cm。城市男生体重平均增加 3.6 kg，女生增加 2.1 kg；农村男生体重平均增加 4.7 kg，女生增加 3.4 kg。

2010—2012 年，6～17 儿童青少年生长迟缓率为 3.2%，消瘦率为 9.0%。与 2002 年相比，生长迟缓率降低了 3.1 个百分点，降幅为 49%；消瘦率降低了 4.4 个百分点，降幅为 32.8%。成人营养不良率为 6.0%，与 2002 年的 8.5% 相比有所降低。不同年龄段居民贫血患病状况明显改善，全国居民贫血患病率从 2002 年的 20.1% 下降为 9.7%，下降了 10.4 个百分点。其中男性从 15.8% 下降到 7.0%，女性从 23.3% 下降为 12.6%。6～11 岁和 12～17 岁儿童青少年的贫血率分别从 12.1% 下降为 5.0% 和从 15.9% 下降为 8.0%，降幅分别为 7.1 和 7.9 个百分点。但无论城乡，中青年女性和老年人仍为贫血的高发人群，贫血率均高于 10%。

4. 居民生活方式多样，不健康生活行为有增有减

2010—2012 年我国 6 岁及以上居民以步行、骑自行车、坐公交车（公共汽车、地铁、校车）及坐私家车（汽车、摩托车、电动车）和出租车为主要出行方式的比例分别为 38.2%、15.0%、12.0% 和 34.8%。男性坐私家车和出租车的比例高于女性（分别为 42.2% 和 27.0%），而步行的比例低于女性（分别为 31.1% 和 45.6%），骑车和坐公交车的比例差别不大。与 2002 年相比，步行和骑车为主要出行方式的比例下降，而开/乘机动车辆的比例上升。我国居民平均每天出行时间为 57.5 分钟，男性高于女性。

与 2002 年相比，我国 6 岁及以上居民过去 1 周内偶尔不吃饭的比例略有上升，从 8.2% 上升到 11.1%。过去 1 周内从不吃早餐的比例在城市和农村呈现不同趋势，城市从不吃早餐的比例从 3.9% 下降到 1.7%，而农村从 2.9% 上升到 4.6%。

5. 营养相关性慢性病患病率持续上升，青少年成为潜在高危群体

（1）超重与肥胖

我国成人超重率和肥胖率分别达到 30.1% 和 11.9%，其中城市分别为 32.4% 和 13.2%，农村分别为 27.8% 和 10.5%。与 2002 年相比，我国成人超重率和肥胖率分别上升了 32.0% 和 67.6%，中心性肥胖发生率从 19.3% 上升为 25.7%，均为中小城市和农村发生率增长显著。

我国儿童青少年的超重率为 9.6%，肥胖率为 6.4%。其中城市儿童青少年超重率为 11.0%，肥胖率为 7.7%；农村儿童青少年超重率为 8.4%，肥胖率为 5.2%。与

2002 年相比，我国儿童青少年超重率和肥胖率分别上升了 113.3％和 195.2％。

（2）高血压

2010—2012 年，我国 18 岁及以上成年人高血压患病率为 25.2％，其中男性为 26.2％，女性为 24.1％。与 2002 年相比，全国 18 岁及以上成年居民的高血压患病率依然在攀升，从 2002 年的 18.8％上升到 25.2％。成年居民高血压患病率随年龄增加而显著升高，45～59 岁人群有接近 1/3 患有高血压，老年人有一半以上患有高血压。随着近年来医改政策的实施，全国成年居民高血压知晓率、治疗率和控制率得到较大幅度增长，分别达到 46.5％、41.1％和 13.8％，但是依然处于较低水平，亟待提高。

（3）血脂异常

2010—2012 年，我国城市成年居民血清总胆固醇水平为 （4.58±0.05） mmol/L，高胆固醇血症患病率为 5.6％ （95％CI：4.5％～6.6％），胆固醇边缘升高患病率为 19.2％ （95％CI：17.1％～21.3％）。与 2002 年全国居民营养与健康状况调查结果相比，血清总胆固醇水平由 3.81 mmol/L 上升到 4.50 mmol/L，平均增加了 0.69mmol/L；甘油三酯水平由 1.10 mmol/L 上升到 1.38mmol/L，平均增加了 0.28mmol/L；LDL-C 水平由 1.99mmol/L 上升到 2.70 mmol/L，平均增加了 0.71 mmol/L；HDL-C 水平由 1.30 mmol/L 下降到 1.19mmol/L，平均减少了 0.11 mmol/L。

二、政策建议

1. 加强营养健康教育与科学知识宣传，引导居民食物消费和建立合理的膳食结构。大力宣传中国居民膳食指南和平衡膳食宝塔，引导居民坚持粮谷类食物占适宜比例的膳食结构。人群膳食结构和生活方式不合理是导致与膳食相关的慢性非传染性疾病发生和发展的重要危险因素，而营养科学知识的缺乏和误解是人群不健康行为发生的根源。加强大众营养教育与科学知识的宣传，能提高大众对营养科学知识的认识，增强他们改变不健康生活方式的自觉性，实现"传播营养知识→端正营养态度→改变饮食行为"，达到预防和控制营养相关性疾病发生与发展的目的，提高居民健康水平。

2. 强化政府主导，科学规划全国营养改善总体规划，特别对《全国食物与营养发展纲要（2014—2020 年）（简称《纲要》）提出的三大重点地区和重点人群开展营养干预，以达到《纲要》提出的 2020 年食物消费量目标、营养素摄入量目标和营养性疾病控制目标，有效预防和控制与膳食摄入不合理相关的慢性非传染性疾病的发生与发展。

3. 落实卫计委制定的《营养工作规范》与《营养改善工作管理办法》，构建定期监测、分类指导、引导消费的居民营养改善体系。建立健全居民食物与营养监测管理制度，加强监测和信息分析。

4. 动员全社会参与，多部门协作，把营养改善工作纳入各级政府的中长期发展规划中。卫生机构应积极开发和推广适合不同地域和不同人群的营养干预技术，提高科研成果转化效率，使科研成果真正服务于社会和大众，改善我国大众的营养健康状况。

5. 发挥社区（乡村）卫生服务机构的终端优势。有计划地开展各级医疗卫生专业人员的营养知识与技能培训，建立和完善社区居民健康管理档案，在公共卫生服务管理上进一步提高高血压、糖尿病、血脂异常的知晓率和控制率。科学引导个体居民选择科学合理的膳食结构，给予个性化处方，促进居民改变不良的饮食行为，做好社区居民的营养咨询与指导服务。不断提高营养相关性疾病预防与临床治疗相结合的技术与能力。

6. 建立覆盖全国的居民营养健康信息系统与共享机制。提高居民营养与健康基本信息数据收集、检测与信息传输的现代化技术水平，为政府部门制定营养与健康相关政策提供基础信息。

7. 借助医改契机，加强各级营养机构队伍建设，不断提高各级营养工作人员的营养科学知识水平，并增强其开展营养相关研究的技能，为执行国家营养改善策略提供人力资源。

WHO 在 2014 年 11 月召开的第二届国际营养大会上通过了《营养问题罗马宣言》（简称《宣言》），明确指出了营养不良对包容性可持续发展和健康构成了多重挑战，而多种形式的营养不良包括营养不足、微量营养素缺乏、超重和肥胖等问题，这些问题不仅会对人类身体发育和认知发展造成负面影响，损害免疫系统，增加对传染性和非传染性疾病的易感性，同时还限制人类实现潜能，降低生产力，以至威胁健康和福祉，而且还会给个人、社会和国家带来负面的社会经济后果和沉重的负担。因此，《宣言》向全世界提出了"确定共同愿景，采取全球行动，消除一切形式的营养不良"的目标，并提出了一系列供各国政府酌情采纳的自愿性政策备选方案和战略的《行动框架》，宣布2016—2025 年为"营养行动十年"。该行动在全国的实施必将极大地促进我国居民的营养改善，提高全民的营养健康水平。

附　录

附录1　国家卫生计生委（原卫生部）文件

卫 生 部 司 （ 局 ） 便 函

卫疾控慢病便函〔2010〕89 号

卫生部疾病预防控制局关于开展 2010 年
中国居民营养与相关健康状况监测的通知

各省、自治区、直辖市卫生厅局疾病控制处：

为动态掌握和分析我国居民营养和相关健康状况及变化特点，有针对性提出营养政策和措施。2010 年我局将组织开展中国居民营养与相关健康状况监测工作。现将有关要求通知如下：

一、本次监测由我局组织，日常工作和技术支持由中国疾病预防控制中心承担，各地的监测工作由各省、自治区、直辖市卫生厅局疾控处组织实施。

二、请各地根据《卫生部办公关于印发 2010 年艾滋病等重大疾病防治项目管理方案的通知》（卫办疾发〔2010〕149 号）中营养监测管理方案的要求开展工作。

三、请各地按照有关规定严格使用中央财政转移支付营养监测经费，同时要协调财政部门落实相关配套资金，加强资金使用和管理。

四、在全国总体方案的基础上，各省、自治区、直辖市可制定具有本区域代表性的监测计划，收集反映本区域居民营养和相关健康状况的资料，为制定卫生政策服务。

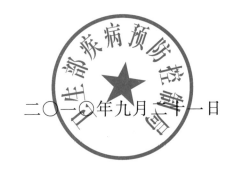

二○一○年九月二十一日

抄送：中国疾病预防控制中心

附录2 各省及各监测点工作队名单

北 京 市

北京市
马彦、赵耀、黄磊、沙怡梅、金庆中、李红、喻颖杰、滕仁明、马晓晨、李春雨、马蕊、王超、信信、郭丹丹、余晓辉

西城区
周红玲、杨青俊、简友平、徐俊、高平、关红焱、王冰、宋超、曹玮、杨宏、吴金霞、魏泽明、李丽

崇文区
卢建霞、常志荣、宋美芳、苑建伟、陈艳华、李楠、孙志锋、段旭、续文阁、孙鑫、宋光辉、田飞、刘宏杰、顾金龙、张力伟、张昊添、沈中波、高玉林、高鹏、王英娣

怀柔区
张武力、孙继东、路海英、赵明星、刘建荣、赵艳华、常姗姗、张伟涛、赵娟、张海龙、坑斌、孟晓娟、李宏刚、王红卫、孙建飞、柳丹、陈玲霞、杨丽梅、李福军、郭雪

延庆区
王晓云、陈静、姜德元、王凤兰、汪会文、张琨、王绍华、张镇权、万帝、赵铁云、刘鑫、刘凡、赵璐、刘艳妍、李美丽、林强、李行行、张立峰、付代生、李淑君

东城区北部
潘京海、邹艳杰、黄露、付秀影、顾凯辰、闫银锁、崔禾、王琳、魏祥、赵丹宁、吴伟、许晓玲、王峥、李玉梅、李珊珊、王婷、刘芳

东城区南部
王联君、刘晶磊、常志荣、孙志锋、孙中华、杨晓霞、王东瑞、高鹏、阙然、李艳宇、王璞、徐斌斌、段旭、孙鑫、续文阁、宋光辉、满洋、沈中波、高玉林

天 津 市

天津市
韩金艳、张磊、江国虹、常改、李静、刘昊、潘怡、王文娟、徐忠良

河西区
吴宗毅、王宝奎、丁祝平、张之健、郑鸿庆、温来欣、王淼、韩玉莹、李爱民、王玉、高菲、张黎波、曹明丽、王旭、张璐、袁丽宏、李旺、王偲

北辰区
刘文利、张景江、李玉梅、徐国和、冯润洲、顾文奎、虞宝颖、李娟、戴晓荣、朱金

雷、霍兰英、张志英、吴玉丽、薛春杰、王淑惠、赵娣伟、杨光、孙增勇、董建霞、王敏、赵长龙、孙洪峡、张婕、赵凤仙

静海县

强淑红、刘绍英、李勇、陈忠花、王娅、张婵、赵光义、刘东、刘蕾、王金栋、姜雪晴、冯娟、杨敬金、翟庆生、董伟、刘寒、郝杰、刘金星、胡艳恒、胡子强、于英红、马娟娟、陈静、马俊红、骆春梅、张婵、杨丽、刘光燕、郑惠文、翟丹、胡琴

河 北 省

河北省

李建国、朱小波、宋立江、刘长青、田美娜、石永亮、陈磊、何玉伏、吕佳、叶坤

唐山市迁安市

马宝贵、李成林、刘海峰、许志海、韩秀新、张建中、王小辉、王秀娟、张刚、王娜、周翠侠、刘长英、厉艳欣、刘芳、王翠玲、肖淑玉

唐山市开平区

邓伟、高静、林海霞、刘建新、刘建业、杨鸽、肖福胜、孙长志、刘蕾、郑杰、韩蕊、董国会、孙晶、王秀华、何洁、陈赛丹、王建伟、吴丽媛、董珍珍

石家庄市新华区

赵川、周吉坤、吴立强、陈凤格、赵伟、李波、徐保红、高伟利、贾志刚、白萍、范尉尉、杨军、翟士勇、陈雨、倪志红、楚秋霞、王月敏、杜亚青、马月兰、李秀娟

邯郸市邯山区

杨永清、董伯森、张卫平、王树森、王立生、李梦轩、郝敏、李秀霞、朱永芳、张雪玲、高鹏、孙红梅、邢洁、郭智斌、杜新荣、褚松玲、王海涛、李媛媛、石坤、叶志萍

石家庄井陉县

赵川、周吉坤、李彦春、李占军、陈凤格、赵伟、徐保红、高伟利、刘会林、郝吉琳、冯冬颖、李贺、左彦生、白萍、张静高玲、梁晓娟、高丽芳、赵艳宾、李秀娟

秦皇岛昌黎县

杨希存、刘波、龙和平、李东运、张玉民、马艳玲、霍长有、刘兰吉、李莉、时晨、张伏静、贾玉海、张晓东、张德云、马辉、徐春梅、李建辉、刘洋、宋仲越、赵东

邯郸市涉县

杨永清、董伯森、张卫平、王树森、王立生、李梦轩、郝敏、刘永为、陈长华、李秀忠、江军平、史二丽、谢和平、宋小会、于立新、张跃秋、杨然、刘保英、孟卫丽、马海芳

衡水市武强县

林彦全、王玉春、吴蕊丽、夏晴、白平章、高江华、谷旭阳、段景涛、康世明、李颖、

张书玲、刘飞、宋魁武、郑珊珊、张宁、栗念东、耿建芬、闻雅婷、王凤霞、贾翠翠、马新静、孙帅、郝娜、魏国亮、王敏伦、刘佳帅、孙贺、张会

山 西 省

山西省

柴志凯、任泽萍、李成莲、李学敏、边林秀、李淑琴

太原市迎泽区

赵艳红、郭淑赟、蔡娜、李潭香、田志忠、董静、李红梅、续伟明

晋中市榆次区

成广明、倪金喜、李燕青、连永光、郑永萍、曹晓玲、郭秀峰、胡云

临汾市大宁县

雷瑞芳、温清秀、房淑娟、马云平、李晓芳、刘婕、李艳婕、尚教平

忻州市河曲县

杜永田、吕维林、张继业、赵艳梅、张高峰、苗艳青、薛艳华、张馨天

忻州市河曲县

杜永田、吕维林、岳增池、张继叶、张高峰、宋国荣、张伟平、苗艳青、薛艳花、赵艳梅、韩艳萍、武贞平、张淑琴、王丽芳、翟改莲、王舒晴

长治市襄垣县

郭彦中、解茂庭、何敏、张李玲、连先平、李强、高红、连建军

阳泉市平定县

王芝纯、白海林、贾源瑶、张向涛、武金平、韩有志、吴艳红、康平、白丽、白建丽、李璐、吕之珺、侯晓雁、潘雅菊、杨艳。

内蒙古自治区

内蒙古自治区

王文瑞、王海玲、宋壮志、崔春霞、蒲云霞

呼和浩特市

王红霞

包头市

贾恩厚、戴纪强、张素艳

赤峰市

崔旭初、靳桂才

通辽市
何玉龙

巴彦淖尔市
王洪亮、韩爱英

呼和浩特市新城区
丛中笑

包头市石拐区
雒引

赤峰市敖汉旗
曹国峰

通辽市库伦旗
范广飞

巴彦淖尔市五原县
杨佐鹏

通辽开鲁县
王国华

辽　宁　省

辽宁省
赵卓、李绥晶、栾德春、李欣、刘钟梅、刘向军、金旭伟、王瑞珊、任时、石铁跃、孙静、崔玉丰、李卓芳、于欣、王凯琳、宋蕴奇、高邦乔、程艳菲、丛源、麻懿馨、范文今、邹淼

沈阳市
董丽君、杨楠、陈慧中、刘博、苏孟、刘雪梅、张迅、常春祥、候哲、张虹、连英姿、张玉黔、张强、杨海佳、李延军、刘东义、许志广、郭永义

大连市
赵连、张建群、孟军、袁玉、王凡、李瑞、宋晓昀、郑晓南、张磊、徐小冬、徐峰、杨丽君、陈颖、王晓静、姜振华、白欣、李倩、杜玉洁、许莹

阜新市
文永红、包昕、黄立冬、蒋春梅、马玉霞、路大川、罗周正、徐艳、李木子、杜波、张涛、韩立新、张宏生、林伟亮、郭铁志、王敏

丹东凤城市
隋立军、朱文利、魏杰、白杨、曲晟鸣、王帅、洪江、徐丽娟、刘靖瑰、康宵萌、管先

聪、李杰、赫英飞、张晓美、蔡克锋、付大成、刘丽华、崔丹、刘力田、佟成训

沈阳市沈河区

王铁元、张革、于路阳、韩磊晶、马萍、何婧、李梅梅、牟玉、谷领、孙宇

大连市中山区

曲海、谌启鹏、吕德贤、赵京漪、初高峰、孙旭、刘学东、于世才、吕忠楠、汪洋、朱杰、姜大栋、郭琪

大连市沙河口区

曹苏、王浩、迟志远、张晓航、夏京、崔为军、吕嫔、孙海、关黎明、张雪、许晓琪、王慧楠、黄鹤、马丽丽、王卓文、徐桂花、张烨、刘成程、滕勇胜、赵秀秀、刘晓梅、高雪、张波、于丽辉、陈丽

阜新市太平区

孟宇、张建瑞、卢伟、马玉宏、项微、穆艳涛、丁春露、马桂玲、康红梅、胡颖、王玥、郭玉兰、周万丽

抚顺市抚顺县

张英莉、王伟、郭大为、高晓秋、刘景坤、孙继发、纪伟、陈淼、金明德、徐光、王林、孙志强、吴娜、秦昊、孙晓颖、张燚、于淼、徐哲、祝喆、关涛、孙志刚、张辉、叶永青、王海、王瑞伟、吴跃环、罗广田

丹东市宽甸满族自治县

杨成武、张忠敏、胡志钢、姜福娜、王成都、刘雯雯、王玉明、武黎明、姜文明、谢通、张凤媛、徐志刚、贾宽、肖万玲、孙吉毓、赫英智、姜忠胜、吴贵安、吴丽娜、李爽、刘丽华、王晓霞

吉　林　省

吉林省

方赤光、刘建伟、白光大、张丽薇、付尧、翁熹君、郭金芝、张晶莹、吴晓刚、寇泊洋

长春市朝阳区

吴静、李为群、许勇、邰晓维、姜学敏、陈辉、李英、李向丽、金英淑、孙兰华、安楠、马维峰、孙晓波、王伟、李民、付昕光、杨静、刘志成、陈洪、李国明、马翠萍、马强

吉林市龙潭区

王旭东、周世忠、李心焱、于玲、李晶、张国富、张成海、吴云、郑敏、李立杰、郝桂玲、闫春玲、高学军、董晓雪、孙丹、刘丹、李昕、焦玉国、姜巍、殷智红、张莹、刁红时

辽源市东丰县

于浦青、王庆仁，丛玉玲、刘亚芬、张莹、王曦、郑祥庚、宋飞、郭颖、孙继红、于祥宇、陈洪浩、王宝库、赵晶、相恒红、姜丽、聂颖坤、耿冬梅、钟艳丽、尹志君、李敏、潘春林、张继娟、郑丽萍、刘小斌、郑微、武烨、于德发

黑 龙 江 省

黑龙江省

姜戈、秦爱萍、许丽丽、李美娇、靳林、庞志刚、刘丽艳、刘淑梅

宁安市

马艳萍、曹玉梅、杨秀丽、李晶、彭晶、刘欣、樊海、王效彬、陈红娜、吴红霞、李秀成、郑喜红、廉明浩、贾青鑫、刘香、夏季峰、张淑华、徐虎善、朱静彬、朱嘉宁

哈尔滨市道外区

赵丽红、李红叶、陈爽、张萍、李岐东、汤大开、李淑环、臧伯夫、蒋玉宏、聂秀敏、杨守力、管永斌、刁映红、张波、陈俊儒、李秀彬

哈尔滨市南岗区

杨丽秋、何慧、于波、任娇娇、马滨胜、范玉松、何晓东、刘晓巍、单晓丽、王威娜、宁琳琳、范玉松

哈尔滨市延寿县

王岩峰、鲍金亮、刘岩松、姜立冬、杜凤娇、韩波、吕淼、张志冬、孙伟、杨磊、叶冬军、杨亦然、孙国伟、张佳文

黑河市孙吴县

裴秀荣、张伟、张司宇、刘同鑫、王国栋、毕帅、郭晓岩、李富强、唐明宇、郑龙军、齐欣、李婷婷、赵莉、王玉英、万晓慧、白华、丛桂敏、代梦楠、吕姗、仲崇民、赵青锋、潘丽

齐齐哈尔市依安县

娄铁峰、李英杰、李利涛、翟立辉、孙永忠、温殿勇、杨敬东、陈月梅、聂永新、石金刚、宿福生、王军、陈居英、赵红、宿阳、李晶鑫、仇荣英、马凤勤

上 海 市

上海市

郭常义、邹淑蓉、宋峻、施爱珍、朱珍妮、黄翠花、汪正园、臧嘉捷、姜培珍、宓铭

黄浦区

周建军、王烨菁、马立芳、何霭娜、单成迪、周伟明、曹云、王黎红、邵丹丹、姜计二、陈慧娟、姚伟庆、杨辰玲、钟月秋、戚宏磊、董琳娟、张汝芸、王静、钟莹、王芸

长宁区

孙晨光、张泽申、许浩、吴金贵、黄峥、唐传喜、刘小祥、金蓓、吴国莉、徐慧萍、卢国良、陆敏、沈斌杰、施理达、史徽君、王鑫、沈佳颖

虹口区

龚向真、姚文、亓德云、付泽建、林可、沈静、许韡、唐漪灵、宦群、张斌、余秋丽、魏伟健、陈琰、朱嘉琳、金弘毅、徐婷婷、朱敏、刘宝珍、茅美萍、祝杰

青浦区

吴健勇、高红梅、马英、朱忆闻、杨洋、李燕、付红、蔡静莲、陈云、李丹华、张彩娟、沈茜妍、费琼、张亚军、蔡红妹、俞春明、姚卫英、马春来、吴建刚、徐军

崇明县

钟萍、龚飞、黄菊慧、王雪蕾、陈锦岳、陈丽、沈乃钧、朱小称、王锦香、朱菁、成纲、钱志华、顾玉美、陈泉、陈辰、顾胜萍、张卫星

江 苏 省

江苏省

周明浩、周永林、戴月、甄世祺、张静娴、朱谦让

南京市

谢国祥、郭宝福、金迪、祝白春

海门市

陆洪斌、陆鸿雁、卫笑冬、丁爽

泰州市

胡金妹、黄久红

淮安市

过晓阳

南京市秦淮区

朱亦超、冯佩蓉

南京市浦口区

林其洲、郑爱林

南京市溧水区

吴涛、章红顺

泰州市高港区

王金宏

淮安市洪泽区

于浩、刘海强、成艳

浙 江 省

浙江省

丁钢强、章荣华、黄李春、孟佳、周标、黄恩善、方跃强

杭州市江干区

蒋雪凤，高海明，方叶珍，胡春容，钟小伶

杭州市下城区

周晓红、席胜军、王峥、商晓春、陈国伶、李旭东、方来凤

宁波市江东区

张立军，戎江瑞，蒋长征，胡丽明，杨双喜

金华市金东区

郑寿贵、黄礼兰、王翠蓉、王会存、严瑶琳

桐乡市桐乡县

钱一建、许皓、施坤祥、王春梅、方惠千、姚炜、徐迪波

丽水市松阳县

赵永伟、叶金龙、黄丽燕、洪秉晖、王春红、兰陈花

湖州市安吉县

刘波、郑芝灵、梁志强、徐明

安 徽 省

安徽省

金少华、王淑芬、徐粒子、朱剑华、鲍军辉、孟灿、陈志飞

巢湖市

王义江、肖东民、叶正文、宋玉华、魏道文、杨志刚、金姗姗、吕少华、苏光明、王迎春、魏瑞芳、周敏、张志宽、董翠翠、王红、马晓林、汤华、张玲、倪琴琴、俞华

合肥市瑶海区

王俊、许阳、胡俊、朱晴晴、刘川玲、任平、方其花、汪婷、季宏霞马慧、黄洋、刘芳宇、黄敏

安庆市迎江区

王学明、陈述平、李贤相、王敏、金育红、陈剑、冯皓、查玮、王祥瑞、刘斌、高伟林、武辛勤、张红梅、丁绮荣、方青、黄德威

安庆市大观区

程立、陈静、张志平、王林

安庆市怀宁县

朱厚定、何家权、何红霞、汪利兵、刘观友、张亚毅、汪小昆、汪媛、王慧、查琰、杨兰兰、李珏、江宜兰、刘芳、凌麟、琚海琴、李道具、吕凤英、王大春

亳州市利辛县

李传涛、武卫东、赵磊、卢洁萍、马雨露、孙保勤、刘琳（女）、闫伟、刘琳（男）、李影、赵梦媛、胡东平、乔晓燕、张颖、李杰、王海青、康伟伟、侯萍银、张硕、苏欣

阜阳市蒙城县

彭鸥、王勇、李银梅、薛柯华、王彬彬、李艳丽、慕孟侠、龙芳红、谭博、王伟、许辉、乔峰、李伟、陈勇、葛琛琛、桂朋、赵玲、李凡、李凤、李杰龙

福 建 省

福建省

郑奎城、赖善榕、陈丽萍、苏玲、薛春洪、何达、吴慧丹、阳丽君、张振华、林在生

福清市

林茂祥、黄圣兴、陈祖凰、郑德斯、罗镇波、何道逢、施育珍、赖晓燕、张敦明、钟红华、王财福、刘开武、林少华、黄于玲、林星、薛兵、林东、邓国权、何立强、何忠清

厦门市思明区

牛建军、荣飚、梁英、白宏、洪华荣、王娟、陈剑锋、黄小金、王宝珍、叶秀恋、施红、曾妍、李恩、林炜、骆和东、黄建炜、李莉、徐雪荣、沈惠燕、黄世杰

福州市仓山区

张晓阳、郑高、徐幽琼、刘小华、王晓旭、何颖荣、谢廼鸿、张秋、邱凤金、汪攀、陈国兴、杨红、陈善林、王代榕、潘素敏、林天坦、陈鑫星、陈勤、陈玲芳、林瑾琼

福州市闽清县

邓邦昌、吴仙忠、刘雅芬、张银川、温联煌、陈诗江、郑燕慈、刘珠华、黄夏钗、黄潘、余玲莺、张剑萍、李志敏、郑祥萍、张凤娇、张莹

漳州市南靖县

黄春兰、简必安、黄小凤、彭汉真、肖振海、吴征峰、肖艺红、吴思全、黄滨、游锦加、林宝财、吴小玲、韩毅锋、成方昇、王惠燕、郭月荫、庄云婧、张新荣、王素卿、吴国梁

江 西 省

江西省
付俊杰、何加芬、秦俊、王永华、徐岷、刘晓玲、宋迎春、宋孝光

樟树市
皮林敏、邹小平、敖水华、邹珍珍、黄庆、羊晓辉、钟琪

南昌市东湖区
颜兴伟、樊吉义、胡堂秀、徐幼莉

抚州市广昌县
温木贵、崔万庆、唐晓龙、王志珍

上饶市万年县
冯敏、王址炎、蔡丹娜、胡军、张甫生、李小青、蔡燕、盛根英、李小霞、程水娥、应萍、李美华、董思伟、吴少莲、李鸿春、陈国安

宜春市宜丰县
李斌、王建平、周苏、熊斌洪、欧阳文秀、余良

赣州市龙南县
曾政国、钟灵、曾景、廖峻峰、赖永赣、彭旻微、傅秋生、钟雄文

山 东 省

山东省
周景洋、赵金山、张俊黎、闫静弋、唐慧、吴光健、肖培瑞、于连龙、张天亮、李蔚

潍坊市昌邑市
刘子洪、李出奎、毛兴林、韩大伟、明大勇、张京章、元修泰、孙洪波、姜在东、孙晓峰

烟台市蓬莱市
宁福江、牛田华、张利泉、张强、纪经海、秦宏展、马恒杰、张文华、曲艳、赵冲、葛安民、李波、李振、刘姗姗、吴涛、董鹏、马进海、陈红、张静、张国英、李莹、李金环、巩丽华

济南市历下区
马守温、范莉、张广莉、郑燕、刘萍、邵传静、周敏、王甲芳、陈曦、王立明、李春蕾、陈兢波、张俊涛、焦桂华

青岛市市北区
惠建文、辛乐忠、薛、守勇、杨敏、邹健红、张海静、朱志刚、刘侠、王春辉、王康、曹玮琳、孟泉禄、王铁一、宋永宁、宁昌鹏、刘志翔、王霞、田海珍、于文霞、张绍华

莱芜市莱城区

高永生、王金刚、吴莉、孙国锋、狄芳、朱翠莲、许玉荣、亓哲、毕顺霞、王宁、韩东、亓霞、董爱凤、亓金凤、邱伟、卢清春、宋涛、吕慎军

济宁市泗水县

王孟祯、孔祥坤、李锋、姚守金、吴运良、刘蕾、徐艳、张元晴、张建国、颜艳、张玉凤、赵风德、杨洪俊、刘科、董燕、董文军、李东升、王爱敏、朱宁兵、纪炜、冯甲星、冯广丽、张伟

泰安市宁阳县

张尚房、张军、薛兴忠、刘婷婷、于庆国、曹晶、杜秋霞、张汉新、张振、张兆喜、薛跃、赵婷婷、刘静静、崔金朋、崔克阶、王刚、张伟、许笑振、黄士泉、朱星光

滨州市利津县

薄其贵、赵观伟、张沐霞、延进霞、尚英霞、李志彬、张春华、田育秋、许丽丽、陈雪璐、张岩江、李安华、张连庆、李月美、李俊珊、李金波、张彬、张秀英、王霞、刘芳芳

河　南　省

河南省

张丁、张书芳、付鹏钰、叶冰、周昇昇、詹瑄、钞凤、李杉、苏永恒、张二鹏

洛阳市

杨晓华、李克伟、张玉兰、宋现、郭燕、杨宗义、赵卫

郑州市

郭亚玲、韶声波、郑天柱、董志伟、窦红星、张静清、贺凯新、徐向东、王志涛、沈艳丽、程春荣、董珂

郑州市金水区

王慧敏、陈瑞琴、刘纪军、张威娜、杨军燕、杨彦宾、丁照宇、宋岩、白玮志、付俊生、张洁、冯璐、王豪佳、田玉翡、郑丽红、卢静、王晓峰、王培培、李瑞燕、杨岚

洛阳市吉利区

崔振亚、张兴波、郭建立、张春华、席兵、高静

洛阳市西工区

周梦甲、曹元平、姚孝勋、潘建丽、曲红、沈斌、张建民、张军

濮阳市台前县

李志刚、王瑞卿、麻顺广、孙冬焕、刘广学、李梦河、陆全银、姚如春、陈祥金、侯永昌、仇爱英、刘瑞英、张爱华、姚琪、徐婧、侯宪清、侯平、王洪伦、吕寻斌、邱素萍

商丘市虞城县

张婷、刘运学、王渊祥、宋爱君、贺霞、王咏梅、李灏阳、王庆丽、祁冬梅、霍苑苑、王迎春、席珂、崔艳秋、杨臻、张贝贝、崔奇、史秋峰、张占营、谢梦琪、张野

周口市商水县

徐宝华、师全中、赵磊、李志红、杨雪琴、邵海峰、王丽敏、王艳、朱弘伟、王兵、周俊丽、张发亮、许丽雅、刘培

南阳市唐河县

邢运生、何昌宇、张付豪、郭庆敏、顾玉娟、龚改玲、王付雅、白雁、刘金富、赵璐、和颖、王燕、方圆、李飒、刘琼、刘宇勇、房培培、刘佳音、张潜毅、仝梅岭

开封市开封县

耿振新、马师、杨家峰、杨红波、张文玉、耿红彬、张玉祥、耿圆圆、崔彩丽、范梦晓、张林静、孟红艳、张丽、郭永慧、田高杰、郭盈志、邢美丽、李雪、李冰、董玉军

平顶山市宝丰县

李月红、郭建慧、何晓辉、郝宝平、郭永亮、张慧娟、吴一凡、程向勋、陈东耀、余新民、王恩宽、赵俊鹏、王淑娜、宋耀丽、郭强、李志红、邢海娜、魏大旭、宋亚涛、

湖 北 省

湖北省

史廷明、龚晨睿、刘爽、程茅伟、刘晓燕、李骏、张弛、易国勤、周学文

鄂州市

杨爱莲、陈敬义、熊伟、秦艺、严松、王守槐、朱雷、陈思、余双、丁建林、刘汉贵、李莎、曹秀珍、赵敏、李君、罗敏、王浩、严绍文、夏超、柏良梅、詹刚、吴礼俊、李隽

武汉市江汉区

孙福生、周方、陈莉、陈再超、卢俊、黄凌云、胡革玲、杨琳、王珊珊、刘凯、涂钟玲、刘汉平、吕东坡、黄金华

襄阳市襄州区

李家洪、杨艳玲、祝贵才、孟红岩、骆敏、陈向云、邓少勇、郭凤梅、晏高峰、李凤琴、马新萍、邵英、窦凤丽、陈诗阳、范丽梅、王建春、石磊、彭珍、罗秀梅、武俊敏、杭连菊、张德让、张海波、卓永弟

武汉市黄陂区

韩墨、夏子波、吴艺军、董爱珍、王兵、宋程华、梅耀玲、甘晋、陈应乾、梁燕平、白长根、杜美芳、董晓琴、姜春才、陈自松、谢静、甘久思、喻腊梅、梅敏、谌智明、胡新明、王勇华、彭林、刘俊松、彭国和、魏沨

十堰市房县

张宗跃、邓发基、赵大义、易新欣、宋贝贝、李洪乔、马跃、刘运秀、朱晓红、徐开琴、杨培凤、李远娥、代菊华、杨鹏、王多为、李广平、刘青青、李奎、吴成群、郭盛成、朱华、田荣、徐耀国、朱经伟、刘清国

宜昌市远安县

谢广明、王刚、刘泽春、王晓华、付祖明、汪杰、姜鄂、余安胜、温燕华、车孝静、徐晓东、向惠莉、黄诗珉、李平、张晓红、沈正红、陈刚、朱雪莉、李燕超、王静、刘德清、李昌军、崔庆虎、徐同武、周善财、刘刚、张庭福、边厚军、罗元宗

孝感市云梦县

蔡明忠、卢旻、张少泉、周浩、帅春仙、潘芳、熊心、陈谦、鄂云、万桂华、杜杰、左晶、李胜东、陈格山、褚友祥、张明玉、王青霞、邹新平、李传凯、周游、周敏、邓倩、张冬武、熊青群、丁红波、黎媚、丁红玲

湖 南 省

湖南省

黄跃龙、刘加吾、付中喜、陈碧云、李光春、金东辉、刘慧琳、殷黎

长沙市天心区

陈法明、张锡兴、龙建勋、朱彩明，陈艳、付志勇、张华成、谢知、李洋、朱应东、马翅、颜慧敏、肖萌、马元、朱智华、左郑、罗国清、谈柯宏、邓园园、彭媛

长沙市芙蓉区

张运秋、胡辉伍、陈海燕、杨俊峰、王国利、杨福泉、刘娟惠、黄丰华、吴萍、成练、周玲玲、邓敏、何艳红、李茜、郭静、肖叶、刘红秀、廖杰夫

常德市武陵区

涂林立、康兴中、于奎、郑红辉、戴珺、袁璧君、徐虹、李先知、戴晓婉、杨芬、楚国科、龚小惠、王立亚、李慧、李园

岳阳市君山区

李文斌、廖银辉、张赛男、黄涧菲、汪杨、程芳、张宏、彭霞、李红霞、毛洋、钟小燕、李丹、李桁、李拓、许国筹、肖平、周圆圆

湘西土家族苗族自治州保靖县

王建波、胡炎、姚钧、龙艳兵、刘清香、向迎波、吴永凰、金晓丽、胡金铭、彭瑛、彭勇生、彭秀琼、向珊、腾建

株洲市攸县

罗锋、符三乃、欧阳四新、周胜勇、王优桃、邓永成、易巧明、刘欢、李邹武、刘小英、向小春、刘谭莹、刘璇、晏远程、文菲、孙月臣、喻钢建

怀化市靖州苗族侗族自治县

陈几生、蒋秀豪、杨通万、黄民隆、李任华、储昌宇、胡昌才、唐昭柏、周鲜珍、粟凤秀、吴祥莲、王先虹、邱元元、黄慧珍、赵宏、陈晓军、毛志华、王小燕、田召、梁芝

芷江侗族自治县

彭刚德、刘雅、蒋平、李宗文、尹秀菊、吴仁英、刘蓓、雷满花、唐力、张道明、邓长光、李琳、田丽玲、邓艳芳、肖金梅、吴琦卓、刘馨萍、李漠贤

广 东 省

广东省

闻剑、李世聪、林协勤、谭剑斌、龙朝阳、张永慧

广东省公共卫生研究院

陈子慧、纪桂元、蒋琦、马文军

广州市

何洁仪、余超、张维蔚、张旭、徐建敏、张晶、夏丹、陶霞、曹毅敏、邓志爱、梁雪莹、麦惠霞、刘俊华

珠海市

谭爱军、陈琦、张秋平、孙亚军、陈丹丹、黄多女、张志雄、朱妹芳、吴秀娟、吴水宾、吴兆伦、刘丹、黄进福、黄岳嶙、黄石锋、林俊润、丁虹、肖惠芹、刘苹、杨洁云

佛山市

钟国强、肖兵、廖乐华、高峰、顾春晖、何耀能、何秀榕、雷雨绯、边翔、陈典鹏、叶碧懿、周文浩、周志伟

肇庆市

李建艺、何汉松、蔡健生、郭赐觇、李仲兰、叶坚、陈华、刘昶、何小芬、孙勇、梁敏妮、罗彦亨、廖雅芬、苏乐斌、黎健萍、谭锦权、陈志健、黄智勤、梁志勇、周日辉

南雄市

陈日新、姚为东、刘丽英、谢康林、王金龙、叶光军、邱美英、雷莲、张艳艳、温聪、朱海辉、李雪梅、谭北京、钟辉萍、凌秀芳、王军喜、孔德桂、蔡珊、吴树兰、汪忠豪

深圳市慢性病防治中心

刘小立、杨应周、徐健、卓志鹏、宋金萍、袁雪丽、池洪珊、王俊、尚庆刚、周继昌、谭洪兴、朱李佳、冯里茹、付寒、管有志、林世平、何嘉茵、傅钰、陈钢

深圳市罗湖区慢性病防治院

王瑞、谢奎、卢水兰、王斯妍、郭春江、谢震华、崔平、符科林、戴国才、周慧敏、于淮滨、童鼎

广州市天河区

张宏、李标、陆文捷、黄志玲、王莉娜、李素允、刘丽娟

佛山市禅城区

王玉梅、邵昭明、梁飞琼、易华俊

惠州市博罗县

杨科明、高群威、朱雪文、谢素芳、张月容、陈丽琼、张继东、张旭初、邱贵平、徐红妹、苏雪珍、曾考考、苏玉梅、张巧华、钟伟锋、曾福英、蔡军、游良珍、周碧兰、彭意婷

阳江市阳西县

卢灿、胡业敬、程小芳、陈茂举、谢爱仪、姚关妹、刘振品、梁秀容、苏练、柯李兼、陈娴、冯贵嫦、谢国祥、叶桂思、陈奇帅、陈丽艳、陈结红、陈缓意、姚传冰、李文思

广西壮族自治区

广西壮族自治区

唐振柱、刘展华、蒋玉艳、方志峰、陈玉柱、陆武韬、陈兴乐、周为文、李忠友、李晓鹏

南宁市

林新勤、葛利辉、刘海燕、梁惠宁、施向东、陆丽珍、王孔前、龙兮、赵丽娜、刘凤翔、梁雪坚

北海市

吴德仁、沈智勇、黄坚、谢平、白海涛、陈玲、许翠玲、宋雪琴、茹立、彭莹、苏娟、卢峰、邓积昌、李彩英、叶永梅、钱小燕、韦洁、郭波、胡小婷、韩沪影

桂林市

潘定权、石朝晖、秦友燕、李玲、何柳莹、张明杰、周清喜、黄茜、秦金勇、刘志冰、蒋立立、宾小燕、杨丽、方芳、邓莹莹、周云、韩丹丹、蒋铁翼

靖西市

王福春、黄德胜、谢继杰、韦彬、林鑫、冯学铭、吴俊斌、许朝仁、刘继红、农波、黄振兴、梁宏章

百色市凌云县

蔡立铭、冉光义、陆守龙、陆世格、覃凌峰、罗宗业、罗东、李天泽、刘一萱、王正毅、李文胜、李大明、黄诗琪、张凤玲、岑炳业、杨秀卿、班庆丰、王泽斌、张婷、陈庆祥

南宁市宾阳县

罗宗宾、陈源珍、莫奔强、邓赞民、陈珍、黄海燕、刘水金、黄英哲、覃善玲、吴树

勤、李秋兰、戚强、蒙炜、马富诗、陈威、吴国荣、韦洁、韦宇、何作凡、葛兰香

桂林市兴安县

盘兴和、宋卫、王非非、李海燕、石灵华、谭良梅、杨德保、杨丽君、彭峥勇、蒋松言、秦琼、刘艳波、邹玉萍、王家峰、张丽娟、郑桂芳、宋运华、秦素娟、罗金凤、王雄文

北海市合浦县

苏福康、吴寿荣、王引琼、李秀兰、易丽德、吴润梅、杨述明、梁红、张晋浦、陈小芬、严冰、石艳梅、刘立球、罗静、陈志斌、苏广和、廖英、陈成富、刘必庆

海 南 省

海南省

江苏娟、杨斌、邢坤、吴青珊、张韵虹、邝欣欣、刘姚若、冯礼明、林峰

海口市

魏金梅、林春燕、吴云英、符卫东、秦宁宁、陈垂华、邝辉、吴芳芳、叶海媚、寇彦巧、陈红、袁坚、朱明、关清、魏仕玉、梅玉炜、林丽君、李健、何婷、王庭、李烨、符宁、容敏婷、陈小欣、何春萍、符学师、张亚伟、张志明、林海英、叶桦、黄海

海口市秀英区

欧昌明、吴清扬、王海涛、谢小凌、吴运杰、王吉晓、周昌雅、周笑冰、罗娟、邝华玲、吴秋娟、王丹、冯兴、张友标、阳香英、申娟妮、李燕、刘玉莲、林先全

海口市琼山区

蔡笃书、陈文英、王秋强、曹军、吴坚、王中元、肖思铭、张琮斌、周天敏、邓影、许丽薇、曾繁德、黄小舒、陆乙钧、吴剑雄、向治宇、史春霞、肖海菊、杨丽桦、王敦雄、吴文姬、符晓妹、曾梅、符尊忠、黄世明

海口市琼山区道客社区服务站

陈叶、陈亚香、徐应利、张雪、林丽丽、陈奕琴

海口市琼山区大园社区服务站

陈文儒、李文玲、王和芳、陈英桂、冯晶晶、云春燕、李春霞

海口市琼山区云龙卫生院

符晓、周瑞婷、王裕山、曾春妹、林云青

重 庆 市

重庆市

罗书全、熊鹰、杨小伶、向新志、陈京蓉、李志锋、许静茹、王正虹、陈静、张洁

江津区
林晓光、刘思扬、张凯、张英、王利、廖楷、冷崇莉、胡贵萍、王渔、庄雯雯

南岸区
康渝、田渝、伏峙浩、王鹏、罗青梅、缪银玲、王效梅、魏泽静、郝翔、丁长蓉

綦江区
金明贵、陈明亮、谢宜羚、李晓旭、罗春亮、矣肖镭、张良、张集琴、覃家燕、李凤彬

奉节县
廖和平、宋西明、周安政、张克燕、黄萍、陈玮、单勇、陈步珍、杨毅、刘兴学、简斌

四　川　省

四川省
兰真、毛素玲、刘祖阳、颜玲、许毅、刘蒙蒙、张誉、马梦婷、陈文、彭科怀

成都市
梁娴、李明川、李晓辉、毛丹梅、何志凡、曹晋原、王瑶、冯敏、周蓓欣、马辉勇、赖诗韵、徐萍、周自强、朱昆蓉、杨梅、杨晓松、文君、陈超、刘晓辉、周铮

乐山市
邱学朴、王勇胜、王远、王佳、罗应勤、张翼、余曦、谢忠涛、王加莉、韩革、汪冰、赵彬茜、韩祝、李铭、黄妍、谢莉亚、陈霞、李钰、章厚安、牟怀德

华蓥市
李胜春、赵吉春、邹世福、龙世新、滕彩俊、吉雄、李凤霞、邓玉华

雅安市名山区
李江、黄定华、张学斌、庞亚琴、柏同飞、卢华贵、练永国、罗惠、胡启源、陈健、赵耀、冯济尧、高树芬、江莉、高光芬、李继江、周端和、李峰、郑智静、葛晋川

自贡市贡井区
李青志、毕凤安、张菊英、周宗慧、何萍、黄喻梅、王雪莲、代东惠、李林春、汪永进、曹艳、张卫、谭玉仙、林江、叶娟、刘强、商静

广元市旺苍县
周跃金、肖汉平、米家君、齐大勇、张旭虎、赵斌、刘景、黄强、伏良、李静、赵海英、辜菊花

阿坝藏族羌族自治州黑水县
罗尔基、唐晓均、兰卡、唐志、杨佳军、安英、、何仕有、姜琼玲、占塔木、压木见、茸基、徐琼辉、科玛芝、王异平、何仕有、常英华、泽若满、谢先泽、刘玉娥、匡丽

南充市南部县

邓元辉、刘东、孙建华、梁东、姚先林、李小波、李群英、杨金蓓、杨亚韬、张艳、柴东、朱薇、王小阳、何莉、李小霞、李敏、熊燕、敬丽萍、李邱芳、兰蓓

贵 州 省

贵州省

何平、汪思顺、赵松华、刘怡娅、陈桂华、李忻、姚鸣、兰子尧

凯里市

黄贵湘、杜中瑜、程妙、孔凡琴、吴琴、乐慧星、吴胜元、谭臻、孙燕萍、王真理

贵阳市云岩区

段齐恺、温建、张江萍、王艳、张威、吴雅冬、刘力允、晏家玲、刘小平、李鹏华、周义仁

贵阳市白云区

袁华、刘一丹、周艳霞、刘俊、王继艳、王刚、崔建华、高立新、秦大智、王顺丽

毕节市黔西县

米涛、刘智明、张玉明、刘忠平、朱德春、李静、杨晓笛、徐静、柳春江、陈恒林

铜仁市德江县

邓应高、田剑波、陈锐、姚燕、陈勇、张玲莉、肖忠敏、全权、吕洪光

黔东南苗族侗族自治州三穗县

吴昭峰、李秀良、张金云、蒋德伟、杨祖炎、周扬四、石敏、李洪富、万昌、陈荣彬、刘相东

云 南 省

云南省

陆林、赵世文、杨军、万蓉、刘志涛、万青青、张强、李娟娟、阮元、刘辉、赵江、彭敏、胡太芬、王晓雯、余思洋、刘敏、秦光和、徐晓静

个旧市

普毅、孙立、雷金、李保山、张跃辉、廖玲、蒋平洲、吴兴平、李永康、杨建彪、余伟、杨漱、梁雪飞、黄欢、唐春、李纪鑫、许维克

昆明市盘龙区

何丽明、邓明倩、王睿翊、马琳玲、李红梅、石云会、杨纪涛、姚金呈、施艳萍、唐秀娟、李佳、何晓洁、杜开顺、王红

昆明市盘龙区妇幼保健中心

李春阳、喻勋芸、贺江云、谢红群、陈莉、何丽涓

红河哈尼族彝族自治州泸西县

王汝生、孙锐莲、李华昌、朱彦波、魏琳、赵永芝、梁诚、李向勤、毕华、赵云珍、杨艳、李永明、闻琼芝、高岳忠、王建红、高立鹏、陈哲、尚聪林、王家宽、吴卫平、赵云焕

普洱市孟连县

刘华、杨绍红、李纯辉、李建敏、叶罕胆、张其良、罗燕、王永、彭玉产、岩真、李然、叶佤、叶英、冯志刚、张昆、岩依相、陶顺强、叶涛、李扎迫

丽江市宁蒗县

张绪宏、陆雁宁、张龙林、曾忠林、李金友、朱桂兰、林万美、成敏、邰先茂、毛永忠、杨玉惠、彭美芬、杨国才、王爱英、张守菊、祝阿各

昭通市水富县

唐艳霞、杨文秀、梁朝琳、杨宜秀、李华夏、肖明国、董梅、王芳、杨丛芳、陈昌琴、周焕英、罗春芳、李绍江、杨金聪、田琪、李玉龙、李杨、赵君、罗晓燕

文山壮族苗族自治州广南县

庞明江、蒙礼正、李燕琼、王竹、刘加梅、何志安、唐乘舜、黄云娟、陈有杰、岑炳兆、安世慧、罗伟、李明杰、朱华光、颜传菊

西藏自治区

西藏自治区

白国霞、嘎玛仓决、丹措、郭文敏、次旺晋美、李素娟、聂立夏、苟晓琴、次珍、罗布卓玛

拉萨市

唐辉、次仁多吉、平措旺堆

林芝市

杨晓东、李晓菊、海波、龙廷松、曹燕娥、张宪英

拉萨市城关区

次仁旺拉、阿旺晋美、巴桑、拉珍、白吉、德吉

林芝市朗县

索朗央金、何玉萍、邓少平、次仁拉姆、田君、德庆、唐雪梅

陕　西　省

陕西省

张同军、常锋、王林江、徐增康、孟昭伟、刘建书、赵静珺、陈萍

华阴市

孙军、王晓莹、黄晓鸽、王梓如、钱鑫、庞骅、王朝启、贠桂萍、党晓峰、孙桦、王莹、穆莎、颜彪、张荣、郭红英、杨润、汪玉红

西安市新城区

平洁、袁颖、熊建芳、郑学义、杨阳、韩宗辉、赵蕊、董晨阳、赵林、王泉龙、郭建华、董建莉、吕晓蕾、李丛芳

安康市紫阳县

雷安、龚世友、李桦、伍荣兵、钟卫斌、许金华、秦振明、王玲、刘长松、李圆圆、刘国清、李万海、郑学民、徐德强苏仁玉、徐春、柯丽、方祥、高长友、程同林

延安市安塞县

牛贵侠、刘海利、侯树来、闫忠学、李延琦、李天社、杜凯、王振刚、张婷、郭延峰、周卫峰、刘桂荣、纪宏、雷鑫、艾甜甜、李和娜、高美丽、王小梅、拓娜娜、李玉光

咸阳市乾县

侯利孝、王都行、陈琛、李亚峰、黄军党、王正团、张小兵、王鹏军、谢宇、邹军超、李学毅、陈欣、赵快利、马彦涛、徐琳、周颖、康亚庆、韩心怡、王华、赵双战

宝鸡市眉县

王宏、杨彩玲、刘剑飞、马建奇、谭文、安宁、贾利萍、兰志超、康芳侠、廉小妮、杜水泉、王兰、张芳、朱文丽、赵芸、李翠玲、张亚丽、刘建利、孙玉玉、赵兴翰

安康市汉阴县

黄兴平、郭保宏、吴涛、刘厚明、黄露、何云、陈世巧、彭博、肖斌、刘红霞、陈小志、张汉利、李经富、吴丹、徐倩、刘彬休、郭凯、陈善美、朱林、张浩

甘 肃 省

甘肃省

何健、杨海霞、陈瑞、赵文莉、杨建英、王文龙、蔡美、张清华、康芬艳、韩莹

兰州市

张英、余加琳、贾清、焦艳

兰州市安宁区

李勇、袁帆、李恺祺、岳桂琴、闫莉、鲁继英、赵鑫、尤桂凤、何秀芬、令玲、黄鲜、苏霞、刘玉琴

兰州市城关区

齐跃军、杨海峰、张英、来进韬、刘洁瑞、陈春、漆晓平、陈海燕、宋国贤、张彩虹、张雅瑾、陈福睿、高若华、李杰、鲁明骅、刘燕婷、刘欣辉、李文连、冯杰、魏孔龙、王玉琴、郭莉莉、张敏、杨玉冰、张亚楠

天水市麦积区

文具科、张辉、毛恩科、王佩、何平、张煜、胡明科、郭升卯、刘社太、何鹏先、张天生、赵小良、刘飞鹏、王建福、李忠孝、何军、雷玉龙、董澜、周凤兰、郭永兵、张亚奇、薄向红、田颖、程名晖、吕仲杰、刘星、马佩珠、程东刚、王小平、杨洁

临夏州康乐县

段永刚、张海涛、周亚鹏、刘建科、姬红、马志荣、段燕琴、赵龙、马仲义、张华、张莉、董莉、刘芸香、杨瑞芳、张亚琴、马有礼、张春英、李晓华、庄淑娟、线紫薇、杨灵君、罗正英、雍玉霞、牛文祥、马秀英、吴芳英、马春燕、吴霞

定西市通渭县

姚占国、姜铁军、崔海燕、张铎、姜亚红、白月娟、王立明、刘君、李小光、张亚敏、巩治军、段永德、李维艳、贾颖祯

陇南市成县

任晓明、马国强、任艳红、刘文娟、邱波、任军锐、陈谢会、钟莉、冯二丽、唐琳会、李海林、陈轶枫、李茸茸、权兴平、胡亚娟、李艳芳、李国斌、潘滢、张明、冯力秒、安对强、杨菲、费芳芳、石林平、吴晓芳、李宁宁

青　海　省

青海省

周敏茹、李溥仁、张晟、马福昌、星吉、车吉、沙琼玥、周素霞、郭淑玲

西宁市

何淑珍、陈抒、李生春、王亚丽、朱海鲁、王金东、李云章、马海滨、赵振川、祁世荣、李志红、郭占清、李虓、孙莉妹、张志芳、张敏、任亚利、崔鹏、耿海杰、黄元、祁志祥、吴黎明、陶宜新

西宁市城西区

石泉霖、冯海建、王玉萍、祁兆斌、张丁鑫乐、祁松奎、陈永志、马震霖、苏燕、祁超、胡海清

海南藏族自治州贵德县

周珉、祁贵海、马晓玲、桑德卓玛、王菊、贺永庆、仲晓春、文化源、杨晓云、王建忠、司太平、陈广海

黄南藏族自治州尖扎县

马克勤、冶海成、辛文清、王清祥、贾翠玲、陈晓莲、王霞、夏吾吉、万玛才让、李生芳

宁夏回族自治区

宁夏回族自治区

赵建华、杨艺、张银娥、舒学军、袁秀娟、曹守勤、马芳、关健、田园、王晓莉

青铜峡市

刘锦平、姚占伏、李晓军、赵仲刚、马丽、李广琴、贾丽萍、王宏玲、史红娟、余兴勤、沙萍、朱桂清、刘萍娥、夏艳荣、姜晓丽、张成霞、马巧玲、周进才、朱芳、师莉娟

中卫市

雍东播、宁怀军、李生荣、韩雅雯、冯学红、王晓燕、樊彩霞、张月芬、李悦丰、刘萍、杨新凤、王菲、宋自忠、王占明、雍晓燕、张娣娟、龙文杰、房桂兰、王忠恩、闫泽山、康彦伟、杨磊、郭文平、宋瑜、孟海波

中卫市海原县

杨应彪、李进刚、田兴梅、董尚斌、谢文明、金玉发、何兴明、冯国英、谢文明、冯敏、刘鹏、张武、王志平、张毅、刘平、贾学农、金学芬、马海山、邬俊、马宏武、何海东、薛向阳、梁怀宇、田桂、田梅花、杨洁

新疆维吾尔自治区

新疆维吾尔自治区

马龙、马明辉、地力夏提、亚合甫、符俐萍、倪明建、葩丽泽、王辉、米娜娃、安瓦尔、张俊、阿斯亚、阿西木、祝宇铭

乌鲁木齐市

巴特尔、成翎、吴亚英、刘健、杨浩峰、阿巴百克力、陈超、张凯伦、黄河、刘泓、马玲、伊力努尔、孙磊、罗新、李翔、茹建国、王红、阿不都、王新迪、陈文亮、张为胜、赛力汗、高枫、沙日吐亚、杨阳、李国庆、杨艳梅、李卫东、官蕾、张妍、杨毅、王东菊、陈爽、韩志国、曹琦、李红、木尼热、桑小平、宋霞、王琴、沈晓丽、刘丽、孙磊

克拉玛依市

拜迪努尔

克州

阿不都热依木江

克孜勒苏柯尔克孜自治州阿克陶县

印安红、阿不拉·艾买提、库热西、巴克、艾山江托合提、陈西荣、李剑锋、阿扎提古丽、汗克孜、李俊、依克拉木、吐热不古、艾尔肯、艾拉克孜、茹先姑力、买买提江、阿依木莎、哈尼克孜、阿力木江、热依木古力、买买提图尔荪、阿提姑力、阿不都热依木江、阿斯木古丽、玛依拉、阿提古丽、古丽努尔、米热姑力、阿提古丽、乔力番古力、艾力江、阿依努尔·赛买提、阿丽米热、古拉依木、再努尔、阿帕尔、姑海尔妮萨

附录3 2010—2013 年中国居民营养与健康状况监测样本点与样本分布情况

省/自治区/直辖市	大城市	中小城市	贫困县	非贫困县
北京	西城区 崇文区	怀柔区		延庆县
天津	河西区	北辰区		静海县
河北	石家庄市新华区	邯郸市邯山区 唐山市迁安市	衡水市武强县 邯郸市涉县	石家庄市井陉县 秦皇岛市昌黎县
山西	太原市迎泽区	晋中市榆次区	临汾市大宁县 忻州市河曲县	长治市襄垣县
内蒙古	呼和浩特市新城区	包头市石拐区	通辽市库伦旗 赤峰市敖汉旗	古巴彦淖尔市五原县
辽宁	沈阳市沈河区 大连市中山区	阜新市太平区		抚顺市抚顺县 丹东市宽甸满族自治县
吉林	长春市朝阳区	吉林市龙潭区		辽源市东丰县
黑龙江	哈尔滨市道外区	牡丹江市宁安市	哈尔滨市延寿县	黑河市孙吴县
上海	长宁区 虹口区	青浦区		崇明县
江苏	南京市秦淮区	泰州市高港区 南京市浦口区 南通市海门市		南京市溧水县 淮安市洪泽县
浙江	杭州市江干区 宁波市江东区	金华市金东区 嘉兴市桐乡市		湖州市安吉县 丽水市松阳县
安徽	合肥市瑶海区	安庆市迎江区	亳州市利辛县	安庆市怀宁县 亳州市蒙城县
福建	福州市仓山区 厦门市思明区	福州市福清市		福州市闽清县 漳州市南靖县
江西	南昌市东湖区	宜春市樟树市	抚州市广昌县	九江市武宁县 宜春市宜丰县
山东	济南市历下区 青岛市北区	潍坊市昌邑市 莱芜市莱城区		东营市利津县 济宁市泗水县 泰安市宁阳县
河南	郑州市金水区	洛阳市吉利区 洛阳市西工区	濮阳市台前县 商丘市虞城县	平顶山市宝丰县 开封市开封县 周口市商水县

续表

省/自治区/直辖市	大城市	中小城市	贫困县	非贫困县
湖北	武汉市江汉区	鄂州市华容区 武汉市黄陂区	十堰市房县	宜昌市远安县 孝感市云梦县
湖南	长沙市天心区	岳阳市君山区 常德市武陵区	湘西土家族苗族 自治州保靖县	怀化市靖州苗族侗族自治县 株洲市攸县
广东	广州市天河区 深圳市罗湖区	珠海市金湾区 肇庆市端州区 佛山市禅城区		阳江市阳西县 惠州市博罗县
广西	南宁市兴宁区	北海市海城区	百色市凌云县	桂林市兴安县 南宁市宾阳县
海南		海口市秀英区	琼中黎苗族自 治县	定安县
重庆	南岸区	江津区	奉节县	綦江县
四川	成都市金牛区	广安市华蓥市 乐山市市中区	阿坝藏族羌族自 治州黑水县 广元市旺苍县	雅安市名山县 内江市隆昌县
贵州	贵阳市云岩区	贵阳市白云区	黔东南苗族侗族自 治州三穗县	毕节地区黔西县
云南	昆明市盘龙区	红河哈尼族彝族 自治州个旧市	普洱市孟连傣族拉 祜族佤族自治县 丽江市宁蒗彝族 自治县 红河哈尼族彝族 自治州泸西县	昭通市水富县
西藏		拉萨市城关区		林芝地区朗县
陕西	西安市新城区	渭南市华阴市	延安市安塞县 安康市紫阳县	咸阳市乾县
甘肃	兰州市安宁区	天水市麦积区	临夏回族自治州 康乐县 定西市通渭县	陇南市徽县
青海		西宁市城西区	黄南藏族自治州 尖扎县	海南藏族自治州贵德县
宁夏		吴忠市青铜峡市	中卫市海原县	
新疆	乌鲁木齐市沙依 巴克区		克孜勒苏柯尔克 孜自治州阿克 陶县	

附录4 2010—2013年工作照片

2010年

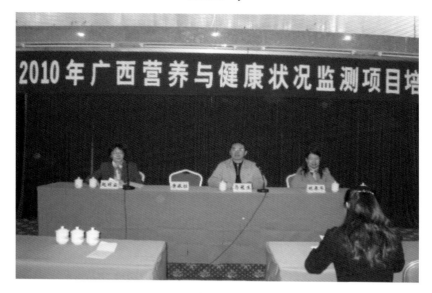

省级培训班

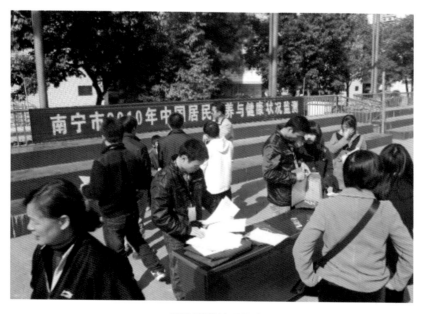

调查现场清理问卷

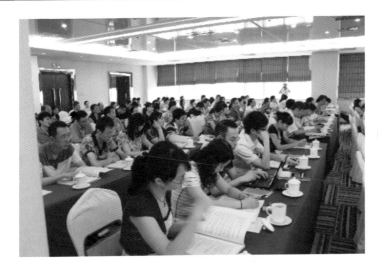

国家级培训班授课

第四期国家级培训班合影

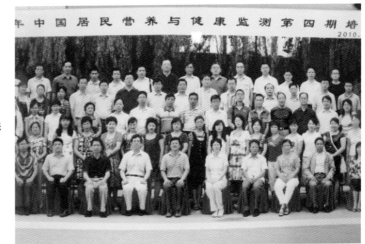

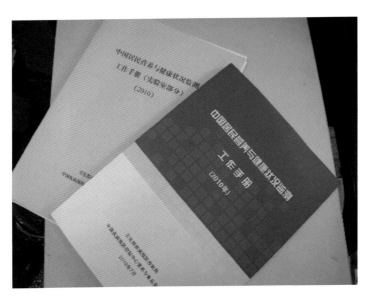

工作手册

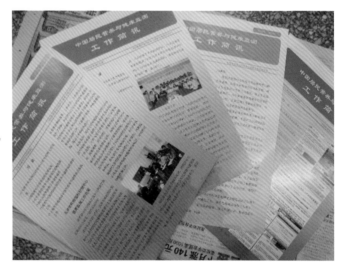

各类调查表

工作简讯

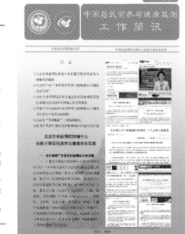

卫生部下发的文件及工作简讯

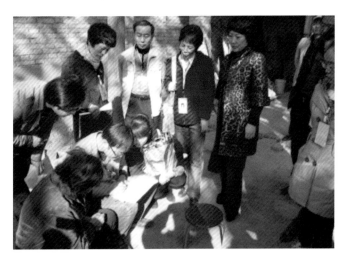

专家现场督导

血压测量

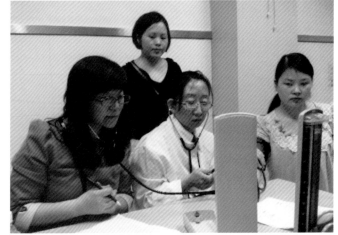

2011 年

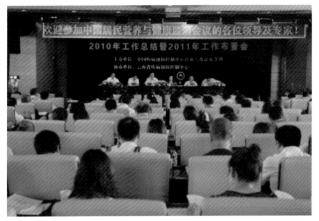

2010 年工作总结暨 2011 年工作布置会

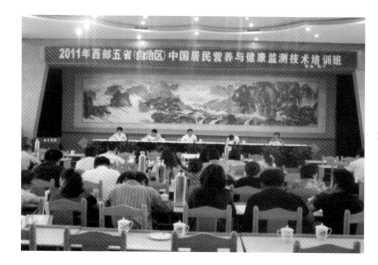

国家级培训班授课

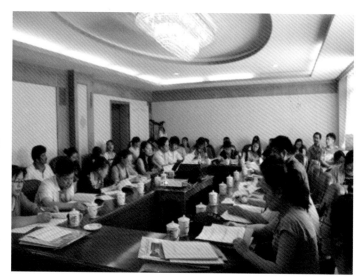

问卷研讨会

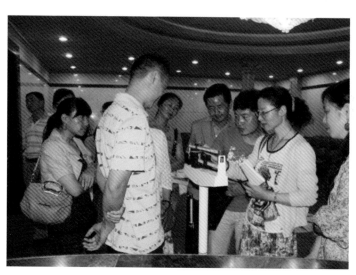

调查员体重测量培训实习

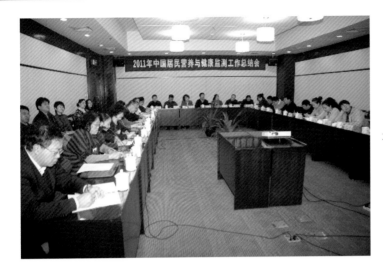

2011 年工作总结会

2010 年工作总结暨 2011 年
工作布置会

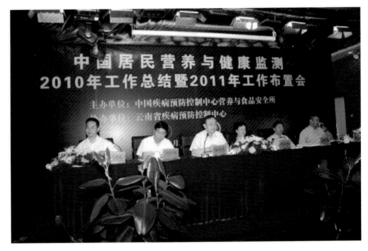

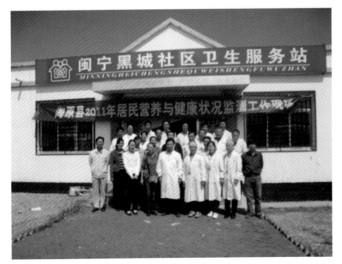

宁夏回族自治区海原县工作队合影

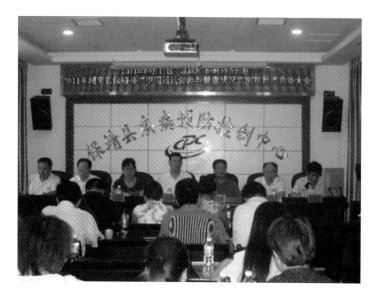

监测点工作启动会

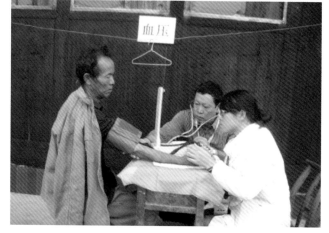

血压测量

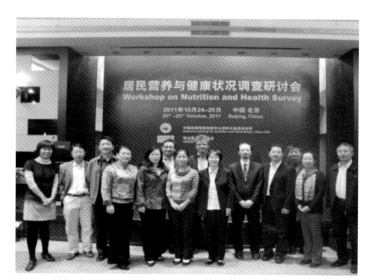

国际交流

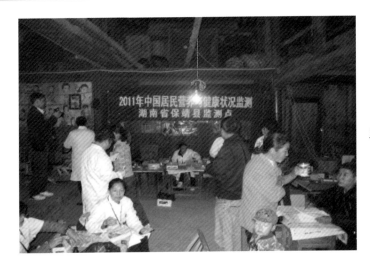

监测点现场

专家现场督导

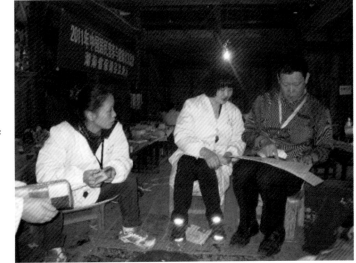

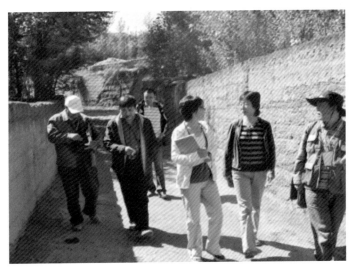

专家现场督导

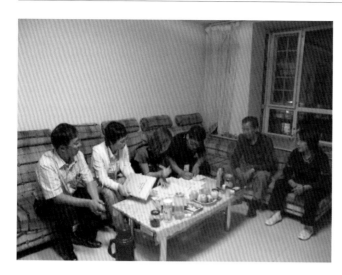

专家现场督导

2012 年

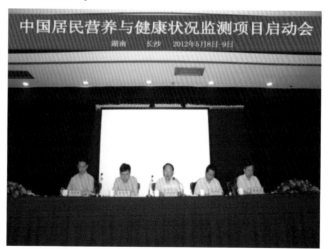

国家级项目启动会

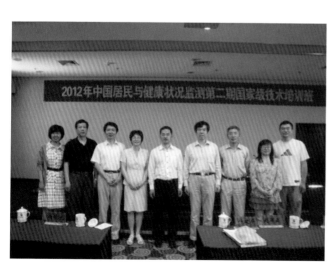

第二期国家级培训班讲师合影

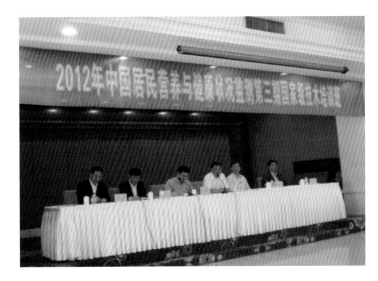

第三期国家级培训班

第四期国家级培训班讲师合影

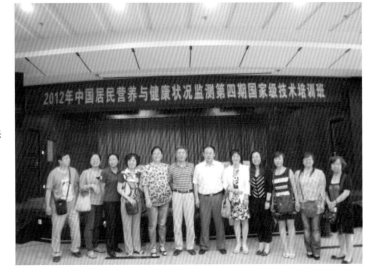

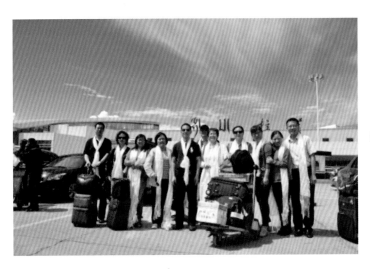

赴西藏国家工作队合影

西藏培训

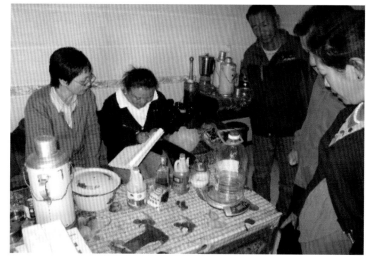

专家督导入户膳食称重

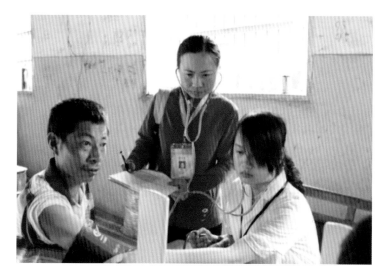

血压测量

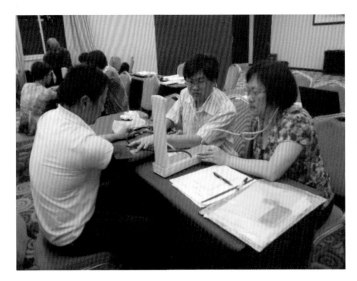

调查员血压测量培训实习

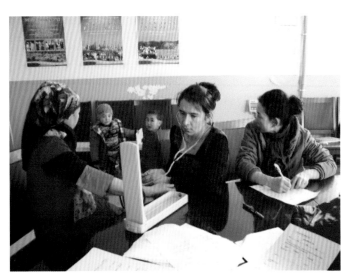

血压测量

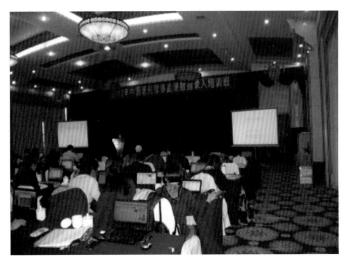

数据录入培训

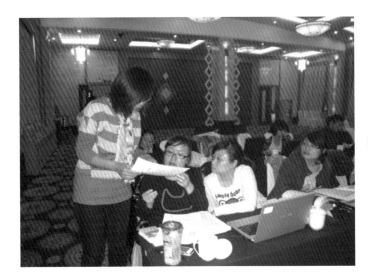

数据录入培训实习

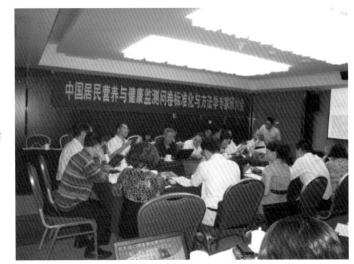

技术执行组问卷研讨会

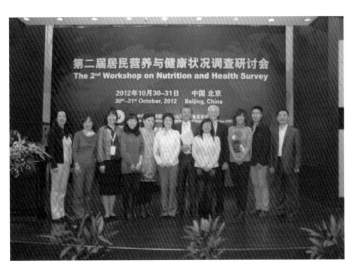

国际交流

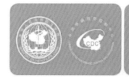

工作简讯

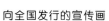

向全国发行的宣传画

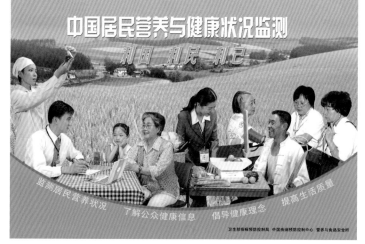

工作手册及督导表

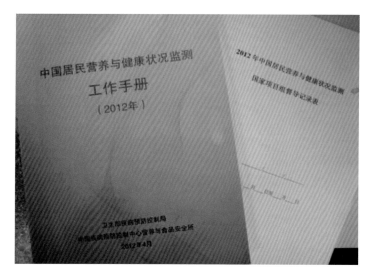

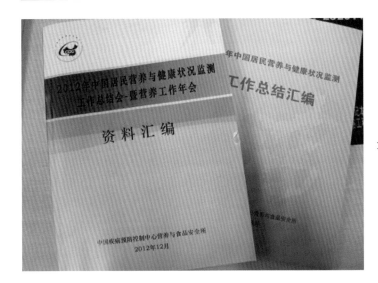

全国及各省工作总结汇编

2013 年

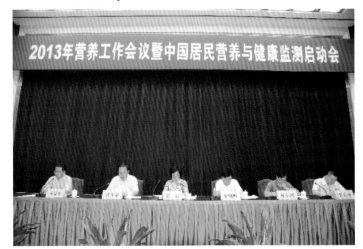

项目启动会

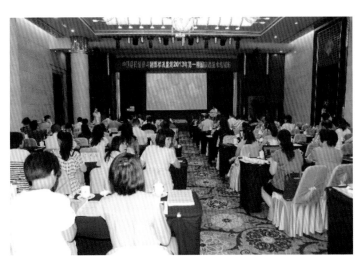

第一期国家级培训班

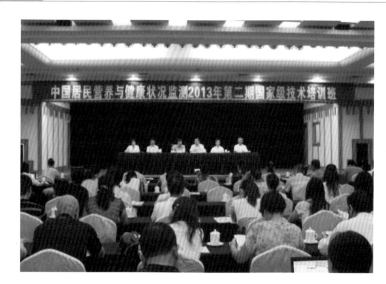

第二期国家级培训班

调查员问卷培训实习

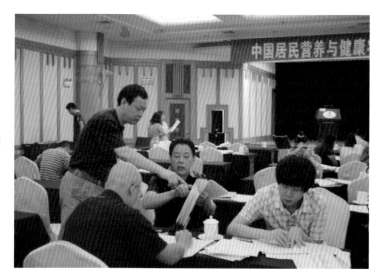

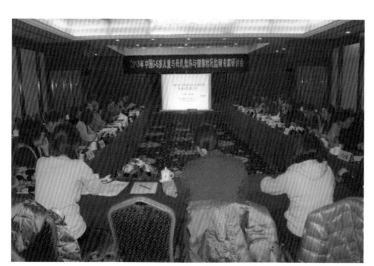

监测方案专家研讨会

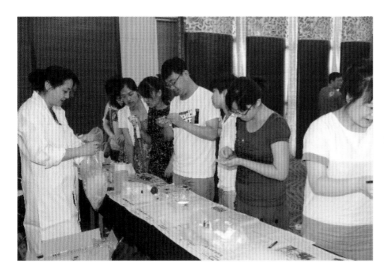

生化指标检测培训

专家现场督导

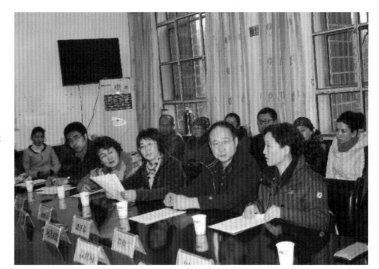

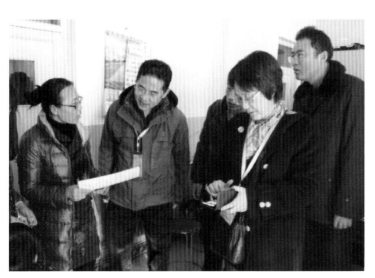

专家现场督导

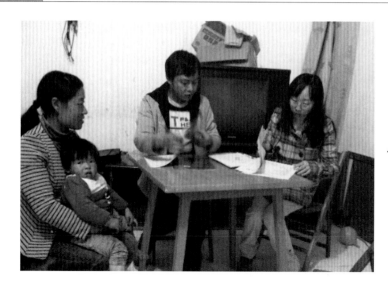

入户询问调查

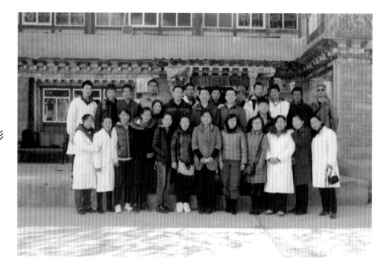

专家与监测点工作队合影

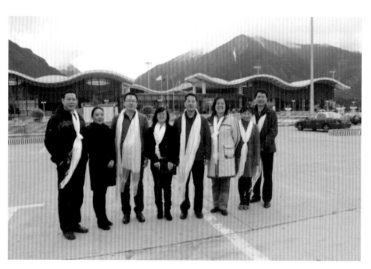

赴西藏国家工作队合影

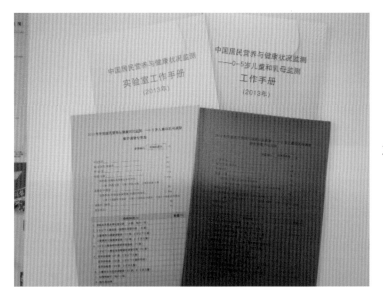

工作手册及调查表

2014 年

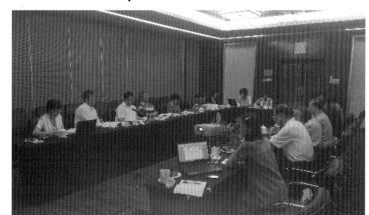

监测方案专家研讨会

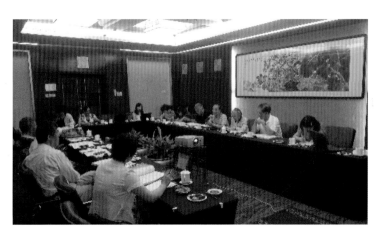

监测方案专家研讨会

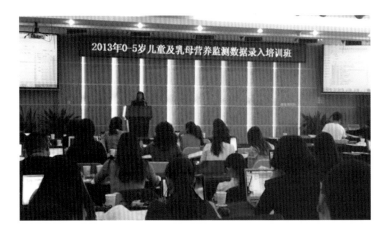

数据录入培训班

省级监测工作启动会暨培训班

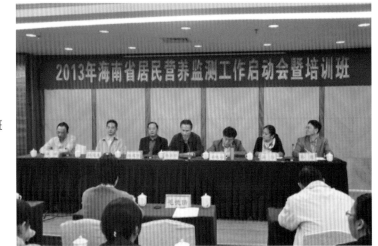

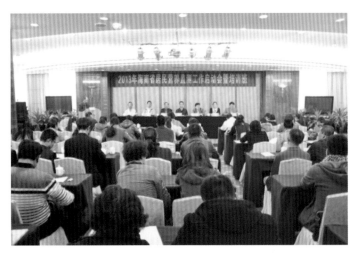

省级监测工作启动会暨培训班

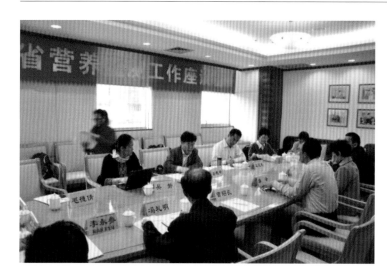

省级工作座谈会